# 不焦虑的人生才幸福

## 戴安娜王妃的心理医师深度访谈

【英】 苏茜·奥巴赫（Susie Orbach） 著

郑鹰 译

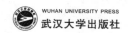

WUHAN UNIVERSITY PRESS
武汉大学出版社

## 图书在版编目（CIP）数据

不焦虑的人生才幸福：戴安娜王妃的心理医师深度访谈 /（英）苏茜·奥巴赫著；郑鹰译 . — 武汉：武汉大学出版社，2019.3

ISBN 978-7-307-20516-1

Ⅰ . 不⋯ Ⅱ . ①苏⋯ ②郑⋯ Ⅲ . 精神疗法 Ⅳ . R749.055

中国版本图书馆 CIP 数据核字 (2018) 第 211127 号

In Therapy by Susie Orbach

Copyright©by Susie Orbach,2016,2018

Published by Profile Books

All rights reserved.

Simplified Chinese rights arranged through Andrew Nurnberg Associates International Limited

责任编辑：黄朝昉　许婷　责任校对：牟丹　版式设计：王改红

出版发行：武汉大学出版社（430072 武昌 珞珈山）

　　　　（电子邮件：cbs22@whu.edu.cn　网址：www.wdp.com.cn）

印刷：三河市京兰印刷有限公司

开本：880×1230　1/32　　印张：7　　字数：150 千字

版次：2019 年 3 月第 1 版　2019 年 3 月第 1 次印刷

ISBN 978-7-307-20516-1　　定价：39.80 元

# 目 录

# 引言：把句号变成逗号

当了解自己以及在生活、工作上前行的道路受到阻碍时，人们会来到我的心理咨询室，找我交谈。他们来是因为爱情出了问题；因为他们被不满意的工作或亲密关系困住了；因为他们与自我失去了联系；因为他们正在寻找真实性；因为他们不知道如何放手；因为他们的生活每况愈下；因为他们遭受了严重的创伤，不知道如何消化它们。

他们来的时候，带着疑惑、痛苦，有时是悲伤，有时是为自己的行为感到困惑或害怕，有时是愤怒，有时是表达不满。他们有很多话要说，然而在需要表达潜在的困惑的时候，他们又闭口不言。他们内心充满各种情绪，这些情绪在他们身上反复上演。因为这些吞噬他们的情绪正是问题的一部分，它们掩盖了一些更加微妙的感觉，这些感觉就人们的自我认知而言毫无根据。他们可能充满各种想法，各种关于为什么不幸会降临在他们身上的想法。

交谈的目的是打开这三个层次：感觉、言语和想法。它的目标是打开现存的言语，现存的情感以及已有的想法。交谈试图让这个人（或夫妻、群体）充分地倾听、感受和思考他们在说什么，并让治疗师倾听他们的话语。

语言，以及它们的表达方式，具有特殊的意义。这两者之间有差距和疑虑，可能不多。它们可能会汹涌而出，但是可能达不到要表达的目的；可能太过混乱，以至于无法揭示真相。我们需要时间来仔细聆听。找到切入点，矛盾的想法和感觉才能浮出水面并得到承认，愤怒被倾听到，失望被感觉到，焦虑被消除。在倾听的过程中，一个人或一对夫妇会更多地了解自己、了解他们的动机、感受以及他们对自我的理解。

好的交谈总是能解决所带来的问题，它的目的是为了理解，提供背景，指出思考、感觉和存在的方式，让个体更多地了解她或他自己，扩展他们的经验，阻止障碍或伤害行为的出现，让他们活得更精彩。冲突可能会持续，但往往会发生改变。虽然总是会重复，但是关于痛苦的来源的想法在改变。可能会出现一个词或一种情绪来为自己解释；也可能会出现一些词，或者感觉，甚至想法，而且它们同时出现，相互依存。一个没有被意识到的障碍就这样被解除了。

曾经是句号的地方，现在变成了逗号。曾经只有过去和将来，现在有了当前，通过审视过去而知晓，变得欢迎未来而不是害怕未来。

治疗室是一个深思的地方，充满了激烈而又常常是安静的谈话、思考和感觉。这里的故事包括失去、羞愧、两代冲突、疾病的影响、养育子女、晚年的困境、生活的失意、信仰的作用、归属感、爱、伤害、成就、联系、失败、母亲和女儿、父亲和儿子、渴望、需求和转变。我们在阅读中审视这些主题，召唤我们重新发现自己。

苏茜·奥巴赫

2017 年 12 月

# 第 1 章

▼
▼

## 更年期 VS 叛逆期——别让"控制欲"伤害孩子

无论我们谈论什么，都会以吵架结束。我们情绪激动，针锋相对，甚至泪眼婆娑……

# 第一次交谈（阿米莉娅）

阿米莉娅四十出头，她来讲述最近对女儿的担忧。她是一个中产家庭的全职妈妈，偶尔做些兼职工作。她的丈夫，格蕾丝的父亲，经常出差，很少在家。她说话的时候语速很快，双手紧握在一起，时不时左右交换。

苏茜：你好！

阿米莉娅：你好！我是阿米莉娅。

苏茜：到顶楼吧，我们在那里聊。

阿米莉娅：好的，谢谢。

苏茜：请进。

阿米莉娅：谢谢你。

苏茜：我是苏茜。

阿米莉娅：你好，我是阿米莉娅。

苏茜：请坐沙发吧。

阿米莉娅：好的，谢谢。这里气味很好闻呢。

苏茜：嗯。

阿米莉娅：对了，我可以把外套脱了吗？

苏茜：可以，我来帮你挂起来。

阿米莉娅：这段时间以来，我一直在寻找帮助或建议，因为我跟我的女儿格蕾丝之间遇到麻烦了。但是，如果听学校其他的父母讲，又似乎是正常的。但是我还是觉得她的行为不大正常，我很担心她。后来我突然意识到我其实担心的是自己，我觉得，嗯，我真的没法应付她。而且，而且……我们经常吵架，我实在不知道该怎么做。

苏茜：那么，你想跟我讲的是吵架，还是你女儿困扰你的行为，还是这种情况下你的行为？

这样做是有帮助的，引导阿米莉娅对她讲述的内容仔细分析，同时也像是一座桥梁，告诉她"我在听，你继续讲"。这是阿米莉娅第一次做心理治疗，就技术层面而言，我想让她知道我们在治疗中使用的探索方法，当然，前提是尊重她的习惯。

阿米莉娅：是这样的，我们总是……怎么说呢？在她小一点的时候，她跟她爸爸尤其亲近，但是近些年来，她爸爸常常不在家，所以我和她变得非常……我们曾经那么亲密，但是现在……就好像有一天她醒了，变成了另一个人。我不知道如何和她沟通，我觉得我不再感觉和她亲近了，我不知道该怎么做。

苏茜：有一天她醒过来，她拒绝和你亲近，乱发脾气，她还怎样……？

阿米莉娅：她的，呃，她的房间很乱，像炸弹爆炸后的现场。当你走进房间，根本看不到地板。我竭力劝说她收拾一下，但每一次都以吵架收场。而且她还变得非常不爱讲卫生，她不洗衣服，也不把脏衣服放进洗衣机或者洗衣筐里。她会把衣服翻出来，又放回原处，我实在无法接受。所以我很担心这一切。还有，她整天抱着手机，就像上瘾了一样。这让我很担心，因为我觉得就像——嗯，她很聪明，也很受欢迎，她的老师非常喜欢她。但最让我发狂的是，她一点目标都没有。她那么聪明却不把聪明才智用在任何方面，在我看来就是大错特错。

我觉得很不安，导致这种不安的是一次因为手机而引发的争吵。我说她不能把手机带到房间里，她却说她做作业的时候需要使用手机上的应用软件，她还要听音乐，因为她会一边复习一边听重金属音乐。我不懂，哪个小孩会这样做？我不知道谁会这样做？但是她却是这样，所以这让我很——我感觉我无法靠近她……

苏茜：你说过，当你和其他的父母、其他的妈妈们聊起来的时候，他们都有这样的经历。

阿米莉娅：从某种程度上说，是的，他们是这样说的。呃，我认为，我认为格蕾丝，我觉得很难应付，因为她很聪明很受欢迎。而在学校这种环境里，我认为这对她不利。不出所料，她开始惹一些麻烦了。

苏茜：你担心的是什么问题？你刚刚说的问题我都记下了：她不爱

干净，她的房间像爆炸现场，她整天玩手机，我觉得这些问题对于青春期的孩子来说很常见。

阿米莉娅：是的，是的。

苏茜：并不是你是否难以应付的问题，而是设定界限本身就很难，例如我们很难界定做某些事情是否是对的。但是我不确定我是否搞清楚了究竟是什么让你如此担心。

阿米莉娅：（笑了）这个问题很好。我也许担心——我也许担心的是会失去她，因为我们——我们曾经很亲密，嗯，但是她现在变得很粗鲁，很反叛。几天前她说，当时我正在用笔记本电脑，她说我手上青筋暴突，我听到后心里一惊，站起来想拥抱她一下，她却一把把我推开，说不喜欢我身上的香水味。她还要我送她去学校的时候找个角落停车，这样她下车的时候她的朋友们就不会看到我，因为她想要……

苏茜：想要独立，不想需要你？

阿米莉娅：是的。所以你知道的，她乱发脾气，真的很糟糕。争吵后的那天晚上她"砰"的一声关了门，门上出现了一条深深的裂缝。为什么会这样？她甚至开始偷东西，我不知道这个是否正常。这正常吗？

苏茜：她拿了些什么？

阿米莉娅：拿了我的东西，像耳环什么的。她还翻了我的内衣抽屉……拿走了我的一套真丝内衣——这是为什么呢？我不明白这种行为，我实在无法理解，你能理解吗？

苏茜：所以，一方面她说，妈妈你走吧，我不想成为像你一样的人，我想要做我自己，你让我好难堪，不要把我送到学校旁边。但同时，她拿走你的漂亮内衣，因为她想要长大，她想做她自己。这听起来似乎有些混乱——但是在她的年纪，这很常见。当我有一个过于强势的妈妈，我如何能成为一个大人？因为对于女儿来说，妈妈总是过于强势。

阿米莉娅：哦。

苏茜：然而，我怎么才能放手，让她过自己的生活？当然，当我遇到问题的时候，我还是会需要她。但是，我更想要她成为一个独立的女性。

我不想说得太过肤浅，但是，你刚刚想表达的似乎是，她努力地想让自己和你区分开来，却仍然想要你牵着她的手。

阿米莉娅：你说得对。

我很吃惊，这里我插入的话太长而且太过啰唆。我意识到，说不定哪一天，女儿转身摆脱了阿米莉娅，从亲爱的小女儿变成难以理解的青春期少女，这个转变在过去的 13 年里愈演愈烈。这中间有许多社会和经济方面的原因，而社交媒体的出现从不同方面模糊了人们的归属感，成长的归属感。格蕾丝的青春期正好碰到她的父亲，阿米莉娅的伴侣的缺席。这个问题在合适的时候我还会深入研究。家庭成员的缺席会如何影响女儿和母亲？

苏茜：她一边要赶走你，一边又离不开你。

阿米莉娅：（停顿了一会）

这确实很难。我不想让她像我小时候一样长大。我特别希望我们能像朋友，事实上一直也是这样。我们一起逛街，她给我听她最近最爱的音乐专辑，我们一起参加摇滚音乐会。我们一起做很多事情，真是太棒了。但是现在突然间，她再也不想这样了。

苏茜：她不想让你再做她的玩伴。

阿米莉娅：是的，是这样。

苏茜：你是这样认为的。

阿米莉娅：是的，她不想再要玩伴。

苏茜：她伸出双手，又缩了回去，或者从某种程度上说，她想"让我自己来，你别插手"。

阿米莉娅：也许吧。

苏茜：所以深深地伤害了你。

阿米莉娅：感觉很……

苏茜：打击了你的……

阿米莉娅：对我来说是一个巨大的打击，是的，巨大的打击。而且，我不能跟我的丈夫大卫讲，因为他不在身边。所以我不知道，似乎我不能，我根本不知道怎样跟她谈。

我现在不知道怎么跟她交谈，我很焦虑，夜不能寐，我不知道这样做对不对，我翻了她的手机信息，发现……

　　苏茜：公开信息，还是私人信息？

　　阿米莉娅：私人信息。我偷偷翻了她的脸书，发现她在和一个男孩来往，这个家伙就在离我们家不远的一所男女混校上学，比她高两个年级。这让我很震惊，非常震惊……

　　苏茜：你震惊的是什么？

　　我没有评价阿米莉娅翻阅格蕾丝脸书上的私人信息这件事。受到打击的阿米莉娅想尽一切办法去了解和弄清楚究竟是什么驱使格蕾丝变成这样的。治疗师并不是要简单地判断这种不符合常规的行为到底是对还是错，尽管在某种情况下这种评判确实具有显著影响。

　　阿米莉娅：好吧，是关于性。

　　苏茜：你确定？

　　阿米莉娅：确定，嗯，那个……这是……这是我第一次不得不面对这个问题，以前从来没有遇到过，我完全不知道该怎么办，以前和她从来没有谈到这个话题。我不知道我是不是应该，不知道……

　　苏茜：你担心的是什么？

　　阿米莉娅：怎么说呢，我觉得我会，嗯，我想我担心的是她的安全。

　　苏茜：是指什么？

　　阿米莉娅：好吧，他可能吸毒，他可能会带坏她，他可能……

　　她没有……我们从来没有真的……我从来没有和她私下谈过关于性的话题，我是说我知道这个问题，我是说这是一个我没法控制的领域，我担心她会从悬崖边摔下来，而且她还不知道她已经走到悬崖边了。嗯，我知道那样会……

　　苏茜：那么，在家里，你们一般是怎么谈论男朋友这个话题的？

　　阿米莉娅：我们一般会说，谁搭讪谁。嗯，如果她周六晚上外出，只要10点钟前能回家，我就会答应她去。而且我要知道她是和谁一起出去，出去干什么，还有，我会查看她穿什么衣服，而晚归成了我们争吵的另一个焦点。但是，这个，很明显，我的第六感告诉我他们已经有了某种亲密关系，她经常撒谎去了某个地方，而实际上根本没去。如果我给她打电话，她不在那里，她就不接电话，所以我没法找到她。我很担心，我还担心那个男孩，因为他比她大，他是……

苏茜：他大她 2 岁？

阿米莉娅：是的，对……

苏茜：你刚刚说的话触动了我，这对于你来说有多么为难！

阿米莉娅：对，是这样。

苏茜：你很困扰，一方面担心她，另一个方面不知道怎样走近她。

而事实上她在争取她的私人空间，想交各种朋友，去探索，去经历，所以变得不可理喻，还会在学校找一个男朋友，这都是你不想看到的事。这些都让你为难。

阿米莉娅：是的，他还是个混血儿，她爸爸知道了一定会不高兴的。所以这件事我只能保持沉默。我想关于这一点，我也需要和她谈一谈。

苏茜：我能问一下吗？作为掌管一切的"长官"，你是怎么看待自己的？你掌控的是什么？你在谈论孩子长大以及离开的种种困难，慢慢地没法指挥他们，尽管她已经和你以及你的价值观生活了很长的一段时间。现在她在你的观念另一端和一个男孩一起体验冒险，从这一点上说难道不是一件有意思的事，是她应该做的事吗？

阿米莉娅：噢，我想我还没想到这点。是的，这很有趣。

苏茜：跟我聊聊你十几岁的时候吧。你做过什么事情让你的父母无法理解？

阿米莉娅：好吧。我的父亲很可怕，我不敢违背他。他制定了许多特别的规定，这些规定对我来说很难，怎么说呢？你必须遵守这些很严格的规定。有一次我回家晚了，他抢起一根高尔夫球棒去揍那位送我回家的男孩。所以，有一些事，我想你说得很对。还有，例如，我父亲说过性很肮脏，所以，你看……

苏茜：那么你敢亲吻还有……

阿米莉娅：是的，我敢，对。

阿米莉娅和苏茜：（一起哈哈大笑）

阿米莉娅：是的，没错。但是为什么她觉得需要，如果我……你说我在掌控她，这个说法很有意思，因为我觉得我一直对她很宽容，我就像她的朋友，但是现在我就要失去我们之间的友谊了。

苏茜：事实上你是她的妈妈，而且你是一个独一无二的妈妈。我认为父母需要面对的一个困境就是，孩子们在成长过程中会走向一个方向，开始抵触他们的父母，但是他们也知道有点不对劲，所以他们会和你吵架同时又想要亲密。这种方式既保持了亲密又保持了距离。

阿米莉娅非常关注格蕾丝的生活——例如听女儿喜欢的唱片，等等。她很想塑造一段跟她自己的成长过程不一样的母女关系，这一点让人敬佩。判断一个孩子在不同的年龄阶段和父母的关系有多亲密、友谊有多深，从父母那里需要多少东西，其实并不十分明确，而对许多人来说，自己的过去留下的印记并不能作为仿效的榜样。对于阿米莉娅来说，这是一场争夺战。反对权威不意味着抛弃权威，而是要弄清楚监护、权威、关注、界限和自由的度是如何变化的。和许多父母一样，阿米莉娅的权威被格蕾丝的彻底转变动摇了，她感觉被抛弃了。

阿米莉娅：是的。

苏茜：孩子长大的时候会有碰撞。随着他们渐渐长大，他们在父母那里的需求不同。

阿米莉娅：对，我想是吧。

苏茜：我在想这个问题，正如你说的，她很聪明，但是不专心。

阿米莉娅：她完全没有一个方向。

苏茜：可她只有 16 岁啊。

阿米莉娅对格蕾丝学业的担心让我想知道阿米莉娅对女儿抱有哪些期望。这些期望包括对知识和艺术的探索吗？阿米莉娅的世界观使她觉得，女儿必须现在就确定目标，专注并只朝这些目标努力。教育由专注特长转变为全面发展，转变为文理兼通，转变为重视科学、技术、工程和数学学科。让我疑惑的是阿米莉娅是否像海伦的母亲一样表现出类似的担忧（见 152 页），海伦的母亲无意中发出雄心和成就的信号，如此想要为她的女儿们好，但是却忽视了孩子学习和探索的乐趣，不知道什么才是适合的。

阿米莉娅：是的，但是对我来说，年轻的时候必须有一个明确的方向。因为即使你现在在上大学，以双科优等生的成绩毕业，你还是要去工作，要去找工作。如果像过去那样，再好的成绩也不能保证你有一个好的未来。我不想她经历那些。

苏茜：所以你为她感到担忧。

阿米莉娅：一段没有成就感的工作经历，就像我曾经那样。（长时间的停顿）

她有很大的潜力，还有……（长时间的停顿）

我只希望她一切都好。

苏茜：是的，你当然想要她好。我在思考这个问题……

阿米莉娅：你难道不觉得她的行为很极端吗？我的意思是，我们动不动就吵架。

苏茜：恐怕我不这样认为。我觉得对于一个伦敦女孩来说，这并不算过分。她有能力，能做任何事情，所以她会坚持自己的看法，我不认为这是一个问题，而且这还是一个加分项。我发现你说的关于对孩子的期望，是要他们雄心勃勃，有明确的目标并能坚持，但是除此之外，还得有生活和探索方面的学习啊。

事实上，她做的事情被不屑一顾，这让她的内心受到了很大的伤害。她做的事情只不过是在尝试探索自己的身份。

她曾经是个多么好的伙伴，你们曾经多么亲密。我不确定，无论是这个混血男孩，还是她堆满脏衣服的脏乱房间，或者是她私下确凿无疑的短信和消息，但是，这是发生在这一代孩子身上的事情，他们在寻找一个不同的世界，他们生活在一个不同的世界。这对父母来说无疑是个极大的挑战。你要做好与孩子的沟通，而不是过多地去束缚她，那样你会吓到她，让她把自己封闭起来，让她觉得你根本不懂她，所以她对你关上了门。

阿米莉娅：你是说，如果和孩子之间的关系更自由，你就会给他们创造某种环境，更安全的环境，在这样的环境里，他们感觉能够走近你并且和你说任何事，是这样吗？

苏茜：你说得很有道理，但这并不意味着他们不需要隐私。

阿米莉娅：是的，好吧。我是说，我不知道该怎么做。

苏茜：她知道你担心她吗？

阿米莉娅：是的，我认为她知道。而且我觉得她的状态也很糟糕。

苏茜：好吧，如果我约见她，对你有意义吗？

阿米莉娅：噢，天哪，那太好了。（笑）我不知道怎么把她带到这里来，但是我会尽量去做。

我从阿米莉娅那里感受到她极度焦虑，虽然我对她所讲述的内容并不吃惊。但是母女之间的关系充满紧张的气氛，她们完全听不进去对方的话。因此，我提议约见格蕾丝。

苏茜：我不确定。我无法判断，你的焦虑是来自于现在正在经历的破裂关系，还是有一些更为严重的事情发生，我只能略微猜测一下。

阿米莉娅：噢，是的，是这样。我觉得这可能……我的意思是，你能理解真是太好了。

苏茜：所以，我们为什么不那样做呢？但与此同时，我认为，当你在你女儿这个年龄的时候，是不是也会为保护自己的隐私而斗争，当然，可能不是为"整天抱着手机"这样的事情。这可能值得你好好思考一下。

阿米莉娅：是的，你说得对。

苏茜：……也不会为粗鲁地对待父母这样的事情。我觉得你从来没有这样想过。如你所说，找到问题的解决方式很重要。看来我们今天解决不了，我们看改天能不能和你的丈夫一起谈论一下这个问题。你要知道，他不是你的父亲，如果你把一切告诉他，他不会像你父亲一样勃然大怒。

阿米莉娅：不，他会的。他也不会对这个感兴趣，因为他有别的重要的事情做。

苏茜：好吧，我很抱歉。今天就到此为止吧。

阿米莉娅：好的。

苏茜：我要见见你的女儿，我们再继续谈，行吗？

阿米莉娅：真的很感谢，苏茜。谢谢！

苏茜：不客气。

阿米莉娅：谢谢！

# 第二次交谈（格蕾丝）

格蕾丝走进来，古灵精怪的样子，短发，身穿蓝色牛仔裤，匡威灰色高帮板鞋，神情坦然，打扮时尚。

阿米莉娅：你好！苏茜，我是阿米莉娅，我刚让格蕾丝下车。

苏茜：好的，上来吧。格蕾丝，到顶楼来。

阿米莉娅：去吧，亲爱的，关上车门，用力一点推。

格蕾丝：你会来接我吗？

阿米莉娅：是的，我一会儿来接你。

格蕾丝：好，拜拜，等我。

苏茜：格蕾丝。嗨，我是苏茜。

格蕾丝：嗨，苏茜。

格蕾丝：进来吧。

格蕾丝：谢谢！

苏茜：请坐沙发吧。

格蕾丝：好的。很抱歉，我不知道在这里要做些什么。

苏茜：是吗，你妈妈怎么跟你说的？

格蕾丝：她说，她来这里做过心理治疗，觉得很有帮助，对我也会有用。我们为此还吵了一架，但是，我还是来了。我觉得有点……来这儿有点怪怪的。我不知道，可能我觉得心理有毛病的人才会来做治疗。

苏茜：呃。

格蕾丝：我没有心理毛病，但是，我想寻求一些帮助，所以我还是来了。

苏茜：说说吧，你认为能帮到你什么？

格蕾丝：是这样的，这看起来像是一个很复杂的问题，因为我觉得这其实对我妈妈更有帮助。如果她做心理治疗的话，她可能就不会什么都管着我了。

我觉得我妈妈对很多事情都很不满，给我压力。我感觉她想通过专横的方式维系我们的关系。

她好像总是跟我过不去，要我做这做那，要求我打扫卫生洗衣服。她在唠叨我的时候可能在想：噢，这是在和我女儿维系关系，噢，如果我阻止她工作日和周末外出，如果工作日她能六点钟回家，那么她就能和我多待一些时间。但事实上，她这样反而让我跟她待在一起的时候不能愉快地相处，因为我是被迫的，就像她强行要和我建立朋友关系一样。我不知道，我不是不想和我妈妈成为朋友，但就是不喜欢她这种方式。我觉得这有点让人绝望，也给了我很大的压力。可能因为爸爸老不在家，我不知道现在这样的日子还要持续多久。我觉得妈妈想用我来填补这个空白，认为她是在照顾我，也想让我忽略爸爸不在家这个事实。但最终我发现，她才是爸爸不在家的受害者。我不知道这样说对不对，但是……

苏茜：说得有些道理。那你觉得怎么样，爸爸长期不在家？

格蕾丝：真的，爸爸不在家，很多时候很艰难。特别是我以前跟爸爸很亲近，现在不可能了，他曾经——怎么说呢，父母一般会分别扮演"红脸"和"白脸"。我爸爸就是"白脸"，妈妈是"红脸"。现在他走了，留下我跟扮演"红脸"的妈妈在一起，所以……

苏茜：你说他走了，意思是他不回家了吗？

格蕾丝：我感觉他好像总是不在家。

苏茜：对你来说事实是什么样子？你什么时候见过他？

格蕾丝：嗯，在家时他不会花时间陪我，我们几乎不怎么沟通。他周末常常外出，工作日也很忙，很晚才回家。我每晚10点半睡觉，所以我见不到他。就算见到他了，他也只是打一声招呼，"嗨，宝贝，我要走了，爱你，拜！"我一点都没感觉到爱。

苏茜：嗯，这种情况持续多久了？

格蕾丝：到现在好几个月了，我觉得有七八个月吧。这一年对我来说很重要，因为我要参加普通中等教育考试，我学习很努力。所以，我觉得，就好像他抛弃了我，抛弃了妈妈，在关键的时候从我们的生活中消失了。在这么重要的时期，他似乎不想承受作为父亲的压力。

我对格蕾丝对她父亲的理解很感兴趣：在这么重要的时期，他不想承受作为父亲的压力。

就如我们看到的，她在衡量父亲的离开对于她和她的妈妈意味着什么。她表现出极大的体贴，我被她吸引住了。

格蕾丝：这让我感到难过，因为我觉得妈妈比我受到的影响更大。

苏茜：是因为这让她把注意力转移到你身上了，还是因为……

格蕾丝：是的，这让她把注意力转移到我身上了，她觉得一切都是为了我。但是我却觉得她是为了她自己。比如，如果爸爸有婚外情什么的，我甚至不会感到惊讶。我不知道，我不知道他会不会那样，管他呢。但是我的朋友这样跟我说过——没什么大惊小怪的，他可能跟秘书上床了，诸如此类。我不知道妈妈会不会这样想。她一门心思维系和我的关系。

苏茜：那么在他这样消失或者抛弃你们之前，你和你妈妈的情况如何？我知道你说过她扮演"红脸"，你们是如何相处的？你们曾经十分亲密吗？

格蕾丝：不是，我们从来没有很亲密。

苏茜：嗯。

格蕾丝坦白的回答既让我吃惊，又让我感到在意料之中。在心理治疗中，我们常常会倾听客户的故事，然后花一点时间去反思。这个准确吗？还有没有什么遗漏的？如果某个心碎的人说他恨他的前任，这意味着什么？这说明一方面他们确实是恨前任，另一方面是伤害、愤怒、迷惑、羞辱，甚至因为太在乎而痛苦，所以强行赶走心中强烈的爱意。格蕾丝说她跟她妈妈从来都不亲密，我在想只有极少数的人会跟父母没有感情，所以我先对这个问题持保留态度。也有可能因为现在妈妈激怒了她，她和妈妈坚决对立起来了。

　　格蕾丝：但是爸爸在的时候就好多了。我不知道，可能有些方面好一些，别的方面还是一样吧，因为他们总是吵架。但至少我可以离开，躲到一边去，怎么都行，反正不搅进去就行。但是现在，爸爸不在家，她就找我吵架。爸爸在家的时候，他会和我一起做很多事情。妈妈就忙于工作，她还有其他事情要做，她酷爱健身还有别的。然而爸爸不在，她就会跟我说，你的作业做完了吗？这个学了吗？衣服洗了没有——洗衣服这件事我一直认为是父母应该做的。但是这样的母女关系就一点意思也没有了。她爱怎样就怎样吧。我想，只能说这是我们母女关系的真实情况。我以前从来没有讨厌过她，但是现在我觉得有时候会讨厌她。我知道我不该这样，但是有时候她做事情的方式真的令人讨厌，而且我还为她感到难过。因为我觉得她总是对事情表现得很绝望。她需要的东西，却错误地从我这里寻找。我是她的女儿啊，我感觉我反倒成了她的妈妈。

　　苏茜：嗯。

　　格蕾丝抱怨自己反而当起了妈妈的角色，这种情况并不少见。尽管如此，在绝大多数家庭里，母亲都会承担自己的责任，亲力亲为，日复一日地抚养她的孩子。在这种情况下，母亲会考虑她的孩子需要什么，她的丈夫需要什么，她的父母需要什么。她可能会在情感上忽略自己。而母亲从自己的女儿那里寻求情感上的支持和滋养，这也很常见。从复杂一点的角度来看，这是女孩心理成长的一部分，她们被引入对未来生活的期望中，其中就包括照顾他人。母亲下意识为培养女儿照顾自己做了准备。在过去的40年里，虽然社会在变化，生儿育女并照顾他人还是女性身份的本质特征。这里格蕾丝想要告诉我们的是，她极力反抗成为她母亲的母亲。

　　苏茜：所以，如果你可以按照你喜欢的方式来做，会是什么样子？
　　格蕾丝：我希望能够见我的朋友，我只想这样。我希望我跟父母的关系能像我的朋友们和他们父母的关系一样。比如，我的朋友们常常可以结伴出去玩，去电影院，去公园，玩玩闹闹地长大。但是我却被禁止做这些。我理想中的情景是，放学的时候，如果我的小伙伴们想去公园玩，那好，我们一起去玩一会吧，太棒了。如果时间有点晚了，我想回家了，我就回家。而不是我妈妈强迫我必须什么时候回家。

你知道，我觉得特别烦，我感觉我妈妈不能接受，不会理解。她没有意识到我不是一个傻子，我有我的价值观，我能照顾好自己，我不会走错路或干坏事。我觉得她可能担心我会吸毒或者做一些疯狂的事，但是我不会，我对那些不感兴趣。我感兴趣的是能够交朋友，除了努力学习外我要有我的社交生活。如果你只知道学习和工作，生活就一点意思都没有了……对不起，对不起，电话来了。

苏茜：你的手机能关机一会吗？

格蕾丝：关机？

苏茜：是的，我们交谈期间手机要关闭。

格蕾丝：我调成静音了，它只会震动，不会响了。

苏茜：是的，但是刚才我们都被打扰了。

格蕾丝：哦，好的，那我还是关机好了，不好意思。我以前就被要求这样做，抱歉。我妈妈常常因为我玩手机而生气。但事实上我玩手机是为了社交。因为她要求我工作日晚上 6 点钟之前回家，周末晚上 10 点钟之前回家。所以我实在没有时间见我的朋友们，和他们互动。

苏茜：那么，你认为怎样才是合理的？

格蕾丝：我觉得我需要自由。我希望她能信任我，就这么简单。我不觉得我需要宵禁。她一点都不理解我，她真的不理解我。我觉得她根本没有看到她女儿的能力。我正在学习普通中等教育的 11 门课程，我甚至不需要像其他同学那样刻苦，因为我能搞定。课堂上我很专心，学进去了，储存在了我的大脑里。我记得有一次我们要进行历史模拟考试，我忘记了要考试。我到学校的时候，他们说："好吧，我们有模拟考试。"我当时就想："噢，天哪"，然后我考完了，得了一个 B+，还不错。显然，如果我复习了功课我肯定能得 A，那是我想要的。但是我妈妈却不明白，她总是要我学习，学习，学习！她要我晚上 6 点钟到家，然后复习功课。

她根本看不到她女儿的聪明能干，她其实可以相信我的，只要她能给我一点点自由。因此我们老是吵架，我们都搞不懂对方，她不明白我，我也拒绝听她的，虽然我确实也同情她，但是……

　　苏茜：你能这样对她说吗？"妈妈，我能为自己负责，我想要一点自由空间，我是在努力学习，你不要这么担心我好吗？"

　　你能那样说吗，而不是跟她对着吵架。

　　格蕾丝：是的，我正想说这个。我觉得我很多时候都对她大吼大叫，而不是好好说话。

　　（暂停了一会）

　　苏茜：不过，有没有什么事情是你担心的，关于你自己？

　　格蕾丝：关于我自己？

　　我害怕长大，但是我觉得所有的青少年都害怕长大——这是一个很可怕的想法。例如，我在学习很多不同的课程，但是我不知道我应该专注哪一门，我不知道我想做什么样的职业，我知道这让我妈妈很失望。她希望我——她觉得我不够专心，但是……

　　苏茜：好的，我们来谈谈你吧，你想要……

　　格蕾丝：是的，我知道。我就是这个意思，我觉得我还没有准备好走下一步，但是我被迫走下一步。我害怕长大是因为一切看起来都很混乱，我不想在现在这样的环境中长大。

　　我觉得社会和政府，一切都很混乱，从你们这一代——我妈妈这一代开始。我们作为孩子，我们不得不——我们孩子，青少年，等等，我们这一代——我们不得不收拾正在进行中的残局，真是个大烂摊子。一想到长大进入那个烂摊子就让人恐惧，我觉得就好像是——就好像我是一个清洁工，跟在你们这些家伙后面清扫大街。我妈妈想要我长大，但是我不想在她那个烂摊子里长大。现在什么都很贵，如果我想搬出去住，我付不起房租。所以真的很难，因为我想做一个成年人。我真的很想独立，不用去应付我的爸爸妈妈。但是如果真的长大又让我感到害怕。

　　苏茜：格蕾丝，这是一个巨大的压力。不过在你长大之前你还有很多时间。

　　格蕾丝：是的，是这样。有时候教育问题让我很受挫，因为我明白这是一个长期的过程。但是我更向往独立的生活。是的，可能我在给自己施加压力，但对于成长期的青少年来说，参加中等教育证书考试不都会害怕吗？感觉压力重重，这不是很正常的事情吗？我觉得很多孩子继续接受教育，上预科，然后上大学，是因为他们还没准备好进入这个大千世界。

苏茜：是的，你说得对。但是我觉得你不可能一夜之间从一个状态转换到下一个状态。这就是为什么成为一个成年人之前有很长一段学徒期。

格蕾丝：是的，没错，是这样。

苏茜：而且你执着地认为你们要为你妈妈这一代清扫残局是可以理解的。你们不得不改造这个世界，从你们接手的地方修复。你希望它不是那个样子就好了。

格蕾丝：是的。

苏茜：但是我不确定这是你眼前要做的事。我认为你眼前要做的事是能否找到一种方法做出自己的贡献，找到你感兴趣的事情，否则刚才说的这些就没有用。

格蕾丝：是的，你说得对。

（长时间停顿）

苏茜：你在想些什么？

格蕾丝：只是（又长时间的停顿），只是在想妈妈给我的压力，就是这些。

苏茜：要照顾她，还是想成为某个你想成为的人？

格蕾丝：两个都有。我想还有我给自己施加的压力。

苏茜：是吧。

格蕾丝：比如，学习 11 门 GCSE（普通中等教育证书）课程是我自己做的决定，确实有点多。我做这个决定是因为我想要选择，因为我不知道我想做什么。

苏茜：嗯。

格蕾丝：但是接下来我又觉得我这样做是为了让我妈妈高兴，因为我知道她似乎并不喜欢她的工作，她希望我能找到我喜欢的工作。

苏茜：那么，你喜欢这 11 门课程吗？因为现在这是你的任务，不是吗？

格蕾丝：是的，是我的任务。我倒没有多喜欢，只能说能胜任，但是这不代表我喜欢。

苏茜：这些课程里有没有哪些课是你想要继续深造的？

格蕾丝：有几门课是我喜欢的，相比其他的课程来说。我很喜欢戏剧课和英语课，但是我不知道该怎么做。如果我想把从事戏剧工作或者写作作为职业的话，我觉得我父母不会愿意让我进入这样的领域。所以我没有做选择，这样我妈妈就会认为我之后可能会选择从事其他的行业，将来能有一份体面的工作。

苏茜：这是什么意思？你是说你会选择物理，或者高等数学，只是为了让你妈妈高兴？有更好的职业机会？

格蕾丝：是的，是这样。但是我不得不选择数学课。我觉得我做的一切都是为了她能认真对待我，或者她可以看到我以后有选择的余地，但是我真正想做的是一些更有创意的事情。我的父母都不是有创造力的人，所以我觉得这会吓到他们。

苏茜：所以，你说你想要创新。你说的写作和戏剧，是什么意思？

格蕾丝：我的意思是，比如，表达什么。在我小的时候，我写过一些东西，我做过一些不可思议的梦，然后写了下来，就像那些梦境日记一样。接下来我还把它们编成一个个小故事。是的，我当时给爸爸妈妈看过，他们夸我，太棒了，然后就放在柜子上，一点也没表示出兴趣。是的，我喜欢做这些。我不知道该怎么表达，但是我知道我有想要表达的东西。

苏茜：你的英语老师怎么样？

格蕾丝：嗯，她很好，她总是鼓励我们。她很喜欢我的一份作业，还拿给我们的女校长看了，因为她很为我感到骄傲。然后我们的女校长把我叫到办公室，夸我做得好，这种感觉实在太棒了。

苏茜：有人认可你的作业，你感到很棒？

格蕾丝：是的。

苏茜：或者他们认为你有创新精神，还是……

格蕾丝：是的，主要因为她们说，噢，你能行，你能行。这就是为什么我感觉很棒。

苏茜：嗯。

格蕾丝：因为这是一个开始。我会想，噢，好啊，没准我行，可能我，可能我可以再多写一点。

苏茜：嗯。

格蕾丝：这可能就是为什么我其他的课程并没有学得很卖力，因为我真的，我真的对它们没什么兴趣。你知道，我试着对它们产生兴趣，但是它们——我的大脑吸收了知识，我也可以在其他科目上做得很好，但是我不需要在乎它们。

苏茜：嗯。但有意思的是，你其实表现出来你很在乎某些事，而你却认为你根本不在乎。

格蕾丝：是的，没错。

苏茜：我的意思是你在乎和你的朋友们一起出去玩，你在乎写作和表达你自己。

格蕾丝：是的。

苏茜：很明显，你很在乎你的妈妈。如果你不得不照顾她，你不会觉得是个负担。听起来你很想你的爸爸，或者你不知道该怎么和他沟通，因此我认为，你还是挺看重这些事情的。

格蕾丝：可能你应该告诉我妈妈这些，她不会这样认为。我没有那样想过，我忽略了一些东西。

苏茜：我想肯定有很多问题要问，但如果她不断地问你难以回答的问题，而你又不积极参与，会是怎样的情景呢？你只是说，好的，我听你的，妈妈，你说的我在做。不管她要求你做什么——如果这样，会是什么样子？

格蕾丝：我觉得如果那样，怎么说呢，那样会很难。这就像不接纳她的观点，她可能会生气，她也可能会平静下来，我们会交谈一下。是的，我想这样会有用，但是也会很难。

苏茜：嗯嗯。

我很高兴看到格蕾丝在思考问题，还有她在所处的困境中思维会灵活变通。

格蕾丝：当有人走到你面前，不停地谴责你，你学习不够努力，你不用心，你会只想为自己辩解，然后要他住嘴。

苏茜：好吧，我觉得她很担心你，也很关心你。你也觉察到她对你的焦虑，这让你想说这些话却没说出口："妈妈，我很害怕长大，但是我有感兴趣的事情。"然后你大发脾气，没有说出这些话，是不是？

格蕾丝：是的。

苏茜：我觉得你很难说出这些话，但是……

格蕾丝：对，我们从来没有谈论这些。

苏茜：是的，从你们一次次的争吵上看，你们总是纠缠不休。

格蕾丝：嗯，是这样。

苏茜：那么，注意，让我想一想，你和你妈妈之间的问题我的想法可能是对的。你愿意和你妈妈一起来吗？或者……

格蕾丝：好的。

苏茜：你也可以让我知道对你来说效果怎样。

格蕾丝：好的，没问题。

苏茜：好的。

格蕾丝：那好。苏茜，谢谢你。我现在能开机吗？

苏茜：当然可以。

当我们结束这次治疗时，我了解了这样几条线索。第一，阿米莉娅对女儿很关心。第二，格蕾丝想要推开她母亲，拒绝她的过多干涉。第三，父亲角色的缺失让格蕾丝担忧需要改造我们的环境，并且害怕长大。另外，还有关于失去的问题；关于性的问题；关于阶层和种族的问题；还有阿米莉娅和格蕾丝都对彼此紧闭心门，需要重新协商来缓和关系。

## 第三次交谈（阿米莉娅和格蕾丝）

10 天以后，我很好奇她们各自对谈过的内容是怎么理解的。我很希望她们都能及时整理出一个头绪来。在这次治疗中，我感兴趣的是她们会如何建立联系，那些"伤疤"会怎样得到解决。

苏茜：你好！

阿米莉娅：你好！我是阿米莉娅。

苏茜：上来吧。

阿米莉娅：谢谢！

苏茜：你好！

阿米莉娅：你好！很抱歉她没来。

苏茜：你比她早到。

阿米莉娅：好吧，我让她从学校过来四点差十分在门口等我，但是，时间到了，她却没有来。所以我担心，她会不会跑到别的地方去了，她会不会去见那个谁，嗯，他叫什么名字来着？不管怎样，我很抱歉……你知道，我最恨……

（门铃响了）

苏茜：她来了。

阿米莉娅：好的。

苏茜：你好！

格蕾丝：嗨，苏茜，我是……

苏茜：上来吧。

格蕾丝：谢谢！（飞快地上楼）嗨，苏茜，对不起，我来晚了一点，我在等……

阿米莉娅：（压抑着愤怒）你去哪里了？

格蕾丝：你已经到了啊！

阿米莉娅：是的，我到了。

　　格蕾丝：你在跟我开玩笑吧？

　　（提高了音量）

　　阿米莉娅：我们约好四点差十分见面，你的手机怎么关机了？

　　格蕾丝：实际上我在街上等到四点钟。你跟我说在街角见面。

　　阿米莉娅：不是，我说的是在这里见，这里的门口。

　　格蕾丝：同学们都放学了，他们一个个从我面前走过，像看傻子一样看我。

　　阿米莉娅：你的手机为什么关机了？

　　格蕾丝：没有关机，我只不过……

　　阿米莉娅：好吧，我给你发消息你怎么不回复？

　　格蕾丝：妈妈，手机没电了。我没有关机！

　　阿米莉娅：还有，我说了四点差十分来这里，你没有按时来。

　　格蕾丝：好吧，四点差十分的时候我正站在街角等你，你说了在街角等的。然后我一路跑过来就是不想让苏茜等，你却已经到了。妈妈，如果你不是说在街角见就不要告诉我在街角等。

　　阿米莉娅：我等不到你只好进来，因为迟到很不礼貌。

　　格蕾丝：是的，很对，就是因为迟到了不礼貌，我才从街上一路狂奔过来。

　　阿米莉娅：算了，别说了。

　　苏茜：好的，你们都坐下吧。

　　格蕾丝：我一口气跑过来的，先喘口气。

　　阿米莉娅：噢，天哪。

　　格蕾丝：可以了。

　　苏茜：你们都告诉过我你们会争吵，争吵可能会有用。但是你们刚才在这里吵了一架，完全是各执一词。

　　格蕾丝：这次不是我的错。

　　阿米莉娅：那是谁的错？你男朋友的错吗？

　　格蕾丝：我没有男朋友，我不明白你在说什么！

　　阿米莉娅：你是真不明白还是假不明白？

　　格蕾丝：我知道你翻过我的脸书，妈妈。杰文不是我男朋友，明白吗？

现在你到底相不相信我?

阿米莉娅:我为什么要相信你? 我看了你们发的消息,你让我怎么相信你?

格蕾丝:是的,你看到了一些东西。没错,我们在聊天,好吧,不是所有的事情都发生了。我不会跟他一起外出的,我没有和他约会过。你压根就不让我走出家门!

阿米莉娅:我让你出去玩过。

格蕾丝:妈妈,你很少让我出去玩。

阿米莉娅:我让你出去过,确实如此。是的,我翻看了你的脸书,那是因为——我以前从来没有看过。

格蕾丝:(哼笑了一声)

阿米莉娅:以前从来没看过。

格蕾丝:我为什么要相信你?

阿米莉娅:但是你总是偷偷摸摸的,变得很奇怪,你还一直对我撒谎。

格蕾丝:我偷偷摸摸地做什么了? 我怎么就撒谎了? 我从来没有对你撒谎,从来没有! 我也没有什么要去撒谎的!

阿米莉娅:格蕾丝,你还从那里偷了东西。

格蕾丝:那不是对你撒谎。你从来没问过我我是不是偷了东西,我的回答是,没有! 不管怎么说,这不是什么大不了的事情。我也没拿多少东西。最开始——老实说,妈妈——你做的午餐太难吃了,所以有时候我会从你的钱包里拿十英镑,这样我就能吃个好点的午餐。之后就是别的什么东西。

她们一直处在控诉和反控诉中——"我为什么要相信你?""我凭什么要相信你?"同时我对格蕾丝所说的偷"别的什么东西"究竟是什么意思很感兴趣,但是现在我们没有时间搞清楚那到底是什么。

阿米莉娅:你说说,我做的饭怎么就突然变得很难吃了? 你都吃16 年了。

格蕾丝:一点味道都没有。而且我也想改变一下饮食习惯。

阿米莉娅：你为什么要改变饮食习惯？

格蕾丝：因为……

阿米莉娅：我们的饮食习惯有什么不对吗？你吃的东西有什么问题？

格蕾丝：因为我不想吃肉食。

阿米莉娅：噢，天哪！

（叹口气，充满了愤怒）

格蕾丝：我说吧，她从来没把我说的话当回事。这是为什么我没有告诉你，我没有……

阿米莉娅：这就是杰文有的某种……你难道不知道？

格蕾丝：噢，我的天！这跟他一点关系都没有。

阿米莉娅：你的脸书上说不吃牛肉吗？

格蕾丝：没有，我们不在脸书上说不吃牛肉。你真是太可笑了。

阿米莉娅：你需要，你有……

格蕾丝：你现在说话像个小孩子，好幼稚！

阿米莉娅：我说，当你完全不尊重我的时候，我不知道该怎么办。简直不可理喻！

苏茜：阿米莉娅，有没有别的方式来说明这个问题？在我们谈话的时候，我觉得格蕾丝在尽力表达她自己，她想长大一点。

阿米莉娅：嗯，好的。

苏茜：格蕾丝，成长的一部分，是对妈妈说："我想改变我的饮食"或者"我想要一点隐私"。阿米莉娅，这对你来说感觉像是拒绝，而你不会认为格蕾丝开始有自己的想法、意见和主意。我相信她开始尝试新事物，她需要你这样回应"噢，这真有趣！"

阿米莉娅：明白了。

苏茜：我不确定你是不是认为这是拒绝。

阿米莉娅：好吧，我想我可以理解这个想法，我们需要尝试新的事物。而愤怒，在过去一直是我们处理我们之间关系的方式。这让我无法去……有时候甚至让我无法听你在说什么，因为你说的话太过分了。

格蕾丝：我觉得这不公平，因为你也是这样跟我说话的。

（停顿）

苏茜：你们双方都认为对方太强势。你们用力推开对方。就像在刚才的争吵中，我听到和看到的是相互伤害，你们都没有听对方在说什么。你想保护你的女儿，伴随她帮助她。但是格蕾丝想要你听到，她是一个独立的年轻女孩，你要相信她。

阿米莉娅：是的，可是我没有……

苏茜：格蕾丝说她在做一些不同的事情，她快 16 岁了，她想要往前走。你们有一点能达成共识，那就是，你认为她是有能力的女孩，她认为你是一个能干的妈妈。当然，你们彼此都对对方产生了很大的影响。你们不能达成共识的地方其实是能够达成共识的。格蕾丝说"我想做些不同的事情"，而你，阿米莉娅，却看不到这些。我明白，你其实不想太过强势，给她一点自由空间，还是能做到的。

阿米莉娅：你说得对，不过很难做到，因为很难相信她，她神神秘秘，还撒谎骗人。如果我和她能坐下来，对彼此坦诚一点，态度友好一点，没准……我的意思是，我明白你在说什么，苏茜，我明白。

苏茜：阿米莉娅，你的感受是格蕾丝在抵制你，她不诚实，她很神秘。你有没有看到她在努力成长，她想独立一点？她还不知道怎么告诉你她已经成为或者考虑成为一个素食主义者。

阿米莉娅：你是说她不知道怎么说？（露出疑惑的表情）

苏茜：不知道怎么告诉你一些事情。

阿米莉娅：好吧，不知道怎么告诉我。

（停顿）

苏茜：是这样的，因为妈妈们的力量都很强大，即使很有爱心，很和善，很仁慈，对于女儿来说，仍然是个庞然大物。

阿米莉娅：你是说，这不是某种故意的，呃，故意的行为……我把这些统统认为是抵制。

苏茜：我们看能不能发现事实是怎样的，还有你的意图是什么。格蕾丝，你能尽量说说吗？

格蕾丝：妈妈，我有点难过，原来你是这么看待问题，这么理解的。我觉得苏茜说得对，我不是故意要那样做的。我不是故意要抵制你，我

只是想尝试新的东西，经历一些事情，作为一个少年我想要成长，长大
一点，再大一点，直到变成一个成年人。但是我觉得你在阻止那样做。
所以我用错误的方式表现出来，就是想解决问题，或者想阻止你强迫我
做一些事情。我不知道这样说不说得通。我不是在抵制你，我想我反抗
你的方式让你理解成好像我在抵制你，但是不是这样的。

苏茜：你能想象妈妈怎样才能听你说吗？

在这次治疗中，我在听格蕾丝的难处，我也在听阿米莉娅担心格蕾
丝会不会行为越轨。格蕾丝觉得被侵犯了，她的反应是把自己封闭起来，
并且和母亲对抗，母女之间"硝烟弥漫"。

格蕾丝：是的，我知道关于这个我们以前聊过一点点，但是当我们
开始谈论什么的时候，我们往往都会以吵架结束。我们说任何事情都会
情绪激动，针锋相对，甚至泪眼婆娑……所以对方讲了什么，我们都根
本听不进去。苏茜和我聊过采取不同的方式处理，这个我觉得需要我们
双方一起去做。

苏茜：阿米莉娅，你能从你的角度想象，对你女儿说的话表示兴趣，
而不是表现出害怕会发生什么，可以吗？

阿米莉娅：好的，我可以。

嗯，我想这意味着重新协商，重新协商和对方在一起的时候我们究
竟是谁，是吗？

苏茜：是的。

阿米莉娅：嗯，这很难，很难调整，不是吗？我不停地对自己说，
我做不到，我做不到，我不会做到的。这对我来说不可思议，我不知道。

苏茜：好吧，这有点不可思议是因为——你有一个可爱的年轻女儿，
但是她想要你把她当成一个年轻女性。她可能对你没有你对她那么感兴
趣，因为这很正常。但是我听她说她想看到妈妈的另一面。

格蕾丝：是的，我想让你知道我不是像你想象的那样不想和你做朋
友。

阿米莉娅：谢谢！（阿米莉娅和格蕾丝都笑了）我很高兴听到这些。

格蕾丝：我现在明白了，爸爸不在家，我们都过得不容易。他经常不在家，所以我和你就成了长期陪伴对方的人。我知道这很难，而且我又是处在这样一个身体和思想都在成长变化的年龄。噢，天哪，我觉得说这个好尴尬，但是从法律上说我已经成年了，能发生性关系了。可能我不该说这些……

阿米莉娅：是的，但事实上是，是……

苏茜：阿米莉娅，如果你想听，听听格蕾丝怎么说吧。

阿米莉娅：好吧，说吧。

格蕾丝：我就是说，和杰文的那次对话。我认为，作为一位母亲，首先，你不该偷偷看我的东西；第二，作为一位母亲，你看了这些内容肯定会不高兴，因为对话里有不少调情之类的话。我都明白，但是我觉得我有权利这样做。在某个时刻，我开始对男孩感兴趣，而且将来我会交男朋友，我会带他回来见你。我不想让我自己觉得这样做是个坏事情。我和杰文之间什么也没发生。我并没有迷恋杰文，也没有打算和他约会。我只是希望你能够允许我长大，我感觉到了那个阶段。而且，妈妈，我不是傻子，我不笨，我有我的价值观，但是我感觉你并不认同这些。我觉得你没有看到……

阿米莉娅：可是，我曾帮助你建立价值观，但是……

格蕾丝：这就是我想说的，我觉得你并没有看到你抚养长大的女儿。我不是，我不是傻子，我不会，你知道，我不会和行为不良的人鬼混。而且我也不会随便跟人上床，就像我是……

我对成长很感兴趣，就像你像我这么大的时候一样。而你现在是一个成年人了，你有了我。

阿米莉娅：我知道，我都明白。我知道你有多聪明，我知道你多么有天分，我也知道你多么漂亮，这些我都知道，这些我每天都看得到。但是你并不一定知道外面的社会对一个人的影响，你不知道……

苏茜：好了，我们能稍等片刻吗？能停下来一会吗？

阿米莉娅：好的。

苏茜：因为我觉得你女儿想要你听听她说的话。

阿米莉娅：嗯，好。

苏茜：你可能有许多知识想要传授给她，但关键在于传达的方式，怎样传递女儿认为有用而不觉得讨厌，这样才能使你们感情上相通。

阿米莉娅：但是你怎么，你知道……因为，事情是，我明白你说的意思，我真的明白。但是我们毕竟住在一个共同的家里，一个家里的房子里。

苏茜：那会很不同吗？

阿米莉娅：好吧，也不全是……

苏茜：你有权利要求你的女儿讲礼貌，保持房间整洁有序，就算可能达不到你的标准，但是……

格蕾丝：就是说你认为只要我还住在家里，我就不允许有男朋友，是吗？

阿米莉娅：不是，也不能那样说。我觉得你好像——我觉得你好像已经不再尊重你的居住环境以及这个居住环境中的我了，在这个共同的家中。

格蕾丝：例如呢？

阿米莉娅：那好，如果我们每天都这样，那么你，你知道……

格蕾丝：你是说，因为过去两周我的房间都很乱，你是这个意思吗？

阿米莉娅：是的，太脏了。但是我说的不全是这个意思。我是说，如果我能，我能理解你所说的，格蕾丝，我就能明白你所需要的自由，我开始看到你的需要。但我还是会跟你说你现在仍然住在家里，你不可以……

格蕾丝：自由？

阿米莉娅：是的，你不可以，因为你毕竟还没有真正成年。

**阿米莉娅的语气充满了慈爱、掌控和关心。她缓和了攻击。**

格蕾丝：但那也不是我要说的。我知道我还没有成年，付不了房租，没有工作，但现在我最想说的是，你似乎并不想让我进入下一个阶段。

（停顿）

阿米莉娅：嗯，好吧，也许你是对的。

（停顿）

当你的小孩开始教你东西的时候，简直太可怕、太难受了。

（大家都笑了）

那是一种很奇怪的感觉。

苏茜：是的，很奇怪。可是，能从孩子那里学到东西多棒啊。

阿米莉娅：嗯，是啊。

苏茜：看，你妈妈认可了。

格蕾丝：是啊，我们刚刚谈到了这些，我真的很高兴。

阿米莉娅：我还能再听你讲一些吗？我需要做些什么？

格蕾丝：我觉得我们双方都需要多倾听对方，但是我觉得我现在的社交生活太受限制了，我需要松绑。你看我的朋友们放学后常常结伴出去玩，而我很少能那样，我只想……我想能和他们一样。

苏茜：好，那这样吧，你们双方都想一想在这个特定的范围里，你们给对方最大的底线和要求是什么，然后我们再回来讨论。

格蕾丝：好的，列一个表，核对两遍，可以吗？

阿米莉娅：你手上指甲油的颜色和你身上的制服不搭。

格蕾丝：老师已经说得够多啦，你还唠叨。这其实是你的指甲油。（大笑）

苏茜：好了，我送你们走吧。

格蕾丝：好的。

阿米莉娅：谢谢!

苏茜：不客气。


阿米莉娅和格蕾丝之间的斗争很常见。阿米莉娅含辛茹苦地带大格蕾丝，精神上和身体上都付出了很多。她培养她，带领她认识这个世界，引导她成为一个女孩，教育她融入她的社会、民族和阶层。在她和格蕾丝以及格蕾丝的父亲的相处中，她从情感方法上指导着格蕾丝，教她如何处理关系。格蕾丝会学习到父母之间的关系，会明白她的爸爸和妈妈跟她是如何联系起来的，等等。格蕾丝挣扎着想做自己，有权利表达她的想法，充分地展示青春期在大胆与不确定之间的摇摆不定。当阿米莉娅想要和她保持朋友关系时，格蕾丝明确地表示，她是想和她妈妈成为朋友的，她们是母女，而且她认为这段关系需要重新调整。

　　阿米莉娅对格蕾丝社交媒体的关注并不罕见。每一代青少年（自青少年这个词出现以来）都在成年期前的阶段因为自我认知的需要寻找各种方法把他们的父母和老一代排斥在外。这回偷偷地听藏在枕头下的收音机播放的音乐，下回公然地跳性感舞蹈，再者就是连打几个小时的电话，等等。他们热衷的事通过智能手机表达和交流。快捷的沟通方式把每个人和他们的虚拟社区以及朋友圈连接起来。在社交媒体上分享和创建的语言和图像与父母的观念格格不入。他们想传达的一部分观点是：想象成为一个远离自己的家庭的独立存在，紧密地和自己的同龄人联系起来。这种依赖关系从母亲和家庭上转移到朋友身上。

　　成年人关心这些不一定是因为他们想限制自己的孩子本身，而是因为他们生活的这个"黑暗的世界"变得更大（或者说更小？）更危险。没有父母不知道色情短信，年轻人的色情照片到处流通，线上诱拐，女孩们发自己的露骨照片，网络欺凌，等等。在家庭之外寻求自我认知、寻求认可和欣赏甚至超出理性，这让父母担忧。阿米莉娅读到的杰文和格蕾丝之间的信息惊吓到了她，她小的时候绝不可能做这样的事。

　　阿米莉娅还有自己的个人困境。她的女儿想尽力回避她，而她的丈夫几乎不在家，她的生活还有什么？对于母亲来说这是一个挑战，不是因为在一个空巢的家里日复一日地重复着过去的生活让人厌倦，而是因为她看到了她女儿的机遇，不知道怎样激发她。同时，找到让阿米莉娅感兴趣的事情，对阿米莉娅和格蕾丝来说都是有用的，这使阿米莉娅将一部分注意力放在家庭之外。

　　母亲—女儿，母亲—孩子之间关系的转变是不可避免的。当孩子长大，她或者他需要的东西就不一样了。虽然青少年的行为会让人觉得像在摆脱父母，但是他们仍然对父母有着极大的依恋，渴望得到父母的赞赏。父母要做的事是设法消化自己内心感受到的排斥，不要认为这是一种永久的状态。

# 第 2 章

我们的婚姻怎么了——"相爱"与"相处"并不是一回事

我们之间矛盾不断，互相指责。婚姻中所有的不愉快，到底是谁的错？

　　这是理查德和露易丝第四次来我的治疗室。露易丝来自赫尔，理查德是土生土长的伦敦人，他的母亲来自加勒比。理查德个子不高，身高5英尺7英寸（170厘米），满头的长发辫引人注目，穿着皮夹克和运动鞋。露易丝和理查德一样高，穿着中筒皮靴和长裙子，棕色的头发，很厚很飘逸。他们都三十岁出头。露易丝马上要生孩子了。怀孕期间，他们的关系变得紧张起来。

　　当他们上楼的时候，我就可以感觉到他们之间的紧张关系。他说他是作为理查德来这里的；但是她提醒他，他要作为夫妇的一方来这里——理查德和露易丝夫妇。治疗通常以一个小冲突开始。

　　露易丝：嗨！
　　理查德：你好，苏茜。
　　苏茜：你们好，进来吧。
　　理查德：好的。
　　露易丝：很高兴见到你。嗯，我们要确保一会儿能准时离开，因为我们的车停在了一个不稳妥的地方。
　　理查德：没事的，不会有事。
　　露易丝：也可能有事啊，但是只要我们准时离开，就更妥当一点嘛。

　　露易丝试图把我引到与理查德的谈话中，关于在这种情况下冒险停车的事。而她的丈夫，对他来说，他想要她闭嘴。这是前几次见面中他们一贯展示的模式。

　　苏茜：好的。
　　理查德：放松一点。
　　露易丝：（笑）
　　苏茜：对不起，我不太明白你们之间发生了什么。
　　理查德：不是，我一直告诉她放松一点，你知道，她总是对我唠叨个没完——比如这次停车。我觉得，她总是在找我的茬，我经常被她攻击。
　　苏茜：你可能觉得受到了攻击，但是在这种情况下，露易丝可能会感到更焦虑。

露易丝：我很焦虑。我对金钱和时间都感到焦虑。我认为这些是最基本的问题。我意识到我已经怀孕八个月了，即将有一个孩子。还有一个星期孩子就足月了，然后就会出生。可是到现在你还没跟我一起去过一家母婴店，没有跟我一起给宝宝买过任何东西。你所有的计划都是关于我们的家庭以外的，这真的让我很焦虑。

苏茜：我想这可能会对你有帮助，露易丝，你说"我感觉"，而不是"你应该"。这样，理查德也许能更容易听懂你的烦恼了。

露易丝：我觉得你什么事都不管，当我逛街为我们的孩子挑选东西的时候，我感到很孤独。

理查德：好吧，你总是待在家里，所以我真不知道你在说什么。你哪里也不去，不是吗？

露易丝：（笑）我哪里也不去！

理查德：是啊，你哪里也不去，你整天都坐在家里。

露易丝：太可笑了！当我去购物的时候——我从不网购，我去商店购物，在商店里逛来逛去，我说的是这个。

理查德：是的，因为妈妈什么事都帮你做了，不是吗？妈妈总是在帮你。

露易丝：我不是和你妈妈生孩子，我是和你生孩子，理查德。

说真的，我真不知道和谁在生孩子。（笑）

理查德：你为什么要这样说？怎么了，我妈妈怎么了？她是来帮忙的，我在外忙工作的时候，她能陪着你，让你不孤单，而且保证你的安全。而你却在嘲笑我妈妈，这是怎么回事？

露易丝：我不是在嘲笑你妈妈。我只是说，我想和你一起做决定，我是和你生孩子，不是和你妈妈生孩子。她不能替代你，你不应该把她看成是你的替代。

理查德：好了，好了。

当你和一对夫妇在一起的时候，他们会展示他们的关系如何，以及他们之间是如何互动的。弄清楚他们之间的争端会持续多久相当微妙。

可能他们的风格就是吵吵闹闹，然后和解；也可能吵闹让两个人渐行渐远；还可能，吵架能增加他们的激情；再或者，批评和争吵是他们从父母关系中吸取的一种模式，一种他们是如何被对待的模式。当一对夫妇在一起的时候，有很多的可能性，我需要长时间地观察他们，了解他们每个人所占据的情感空间，以及他们在心理上对彼此的影响。

　　听着他们的曲折故事，露易丝的想法——至少，到目前为止——是很难让理查德明白的。

　　他批评她，急于把她推到一旁。从某种意义上说，这很好理解：你不停地唠叨、烦扰我，所以我要还击。不可避免的是，她越施压，他就越往后退缩，或者无动于衷。

　　露易丝聚精会神地坐着，很有条理地描述什么是不正确的，什么是需要注意的。但是理查德却显得很悠闲，他窝在沙发的另一个角落里，双腿张开，半放松半无所谓的样子。他们的表现反映了性格特征，这些特征对他们作为夫妻和个体来说具有重要的心理意义。理查德经常听到露易丝的数落和责备。他很早就很有责任心，对挣钱很认真。他想摆脱与金钱无关的责任。她的抗议使他意识到他还需要做其他的事情。她的脑子里携带着一张他应该做的事的清单。

　　露易丝一直喜欢理查德的悠闲态度。到她怀孕中期之前，她一直沉浸其中，和他一起放松。改变这种放松的状态对她来说是很困难的，因为她现在不能再这么闲散了，这样感觉太不负责任了。

　　通过观察他们心理状态出现分歧的全过程，我们便会思考，治疗师如何进行恰当的介入，重塑那些他们曾经珍视的彼此的闪光点。我的工作就是帮助他们并肩行走，放大彼此的声音，这样他们就能互相听到对方，而不是轮流在那个"你是坏人""不，你才是坏人"的跷跷板上你上我下。

　　苏茜：我们上个星期谈到过，你很难想象自己成为一位父亲。你让你的妈妈帮露易丝，而不是你自己。当孩子出生的时候，也许就不一样了。但我感觉，到现在为止，这可不太好。

　　理查德：是的，我想起了我的爸爸。

苏茜：嗯。

理查德：我是说，是的，但是我不会像他一样，我是说我不会像他一样消失。

露易丝：理查德，你已经消失了。你不在我身边，你一直不在我身边。

例如，我觉得很困难，我觉得做很多事情很困难，我甚至够不到我的靴子的拉链，因为我的肚子挡住了。天知道那些胖子是怎么做到的。但是你从来不帮我做这些事情。

苏茜：所以，露易丝，换句话说就是，你曾经感受过的关爱，成为你想要和他组建家庭的原因之一的关爱，现在已经消失了。理查德，你还没有做到不由自主地去照顾和关心露易丝。

露易丝：没错。

理查德：是的，可能吧。

露易丝：就像……

苏茜：嘘，让他想想。

我有一种感觉，露易丝的不满是可以理解的，其实这些都堆积在理查德的心中。她把他的行为看成是逃避。但是对他来说，逃避意味着可以反思她为何如此焦虑，他想要露易丝后退。这样就陷入一种心理上的恰恰舞状态，那就是，他后退，她就追上前来批评，然后他会进一步后退。他们之间始终保持着相同的距离，而不是像开始的时候两个人亲密地在一起。

理查德：是的，我指的是动态变化。感觉就像有些乐趣消失了，就像——我觉得有个孩子应该很有趣，我们应该是，你知道，我们其实应该庆祝这段旅程。但是我一直以来采取的方法其实是一种消极对抗。

苏茜：你内心的感觉如何，理查德？你觉得你比你自己知道的，自己承认的还要害怕吗？

当你和一对夫妇合作的时候，你可以看到他们互相强加给对方的推测。他把所有的问题都归结到她身上，同样，她也把这些问题都归结到他身上。通过让他倾听自己的感受，我希望能让他从自卫反击和不屑一顾的态度中醒悟过来，看到自己内心一直漠视的感受和恐惧。

理查德：噢，是的。

露易丝：你害怕什么？

理查德：我怕我会把一切搞砸。

露易丝：（大笑）

当她笑的时候，她表现出对他的恐惧的不屑一顾。他不想了解自己害怕的是什么，她其实也一样。

理查德：怎么说呢……

露易丝：是的，但是你还没开始呢，你甚至没有……

理查德：是的，但是我有点——你知道……可能我比我意识到的更像我的父亲，可能我现在的感觉就是他曾有过的感觉。也许吧。

苏茜：嗯。

理查德：你知道，我有一种想去破坏的感觉，有时候，我想把这个地方统统拆毁。

露易丝：噢，我的天啊！

理查德：我确实想这样，我只想把这个地方砸个粉碎。

苏茜：露易丝，如果理查德告诉你他的感受，你要知道这是你们两个人可以连接的地方，而不是让你去踩踏他。

理查德表现出他的恐惧，这让他感到害怕，这也让露易丝感到害怕。但如果他们都能容忍对方，她就会更好地了解他，他也会更好地了解自己（至少在这个时候）。这会使他们更加亲近，也能重塑并加深他们之间的情感。

这听起来似乎很简单，但这是一种心理上的转变，让他们彼此倾听，互相容忍。恐惧让他焦虑。他现在就像或将来会像他那位消失的父亲，但这并不是必然的。因为这不是现实，仅仅是担心。

感到恐惧并不会让事情变得更糟糕。奇怪的是，它反而能使情绪更易于管理。它的形状可以改变，变得更易于渗透，不再是一个整体。这是值得一试的，因为它会使他们之间的关系变得不同，变得更加深刻。

对于露易丝来说，她必须改变对理查德的看法。如果露易丝能听到他的恐惧，而不是践踏他的感受，她就能给他力量让他检验和了解自己的感受。反过来，如果他能够承认自己的脆弱，通过表达体现出来，那么他就可以在她的理解下开始接受这一切。

露易丝：是的，但是听你说你想把这个地方砸个粉碎，好可怕！

理查德：好吧，这就是我的感觉。

苏茜：我感兴趣的是，当理查德向你展示他的弱点时，露易丝，你会嘲笑他，推开他，这样做不好。

你想要更加亲密，露易丝，但是如果你想获得亲密感你就必须接受他的立场以及你自己的立场。

露易丝：我只是觉得离他很远……离你很远，理查德。

理查德：好吧，好吧，有我呢，我在这里。我会好好照顾我们这个家，我不会逃避的，不是吗？预产期越来越近了，我马上会让那些小伙子，那些波兰人接手我的工作，我会陪着你的。妈妈也会帮忙的。

露易丝：我不想让你妈妈在这里，我很抱歉。

理查德：你为什么不想让我妈妈来？

露易丝：因为她不是我的妈妈。

我不想让你妈妈陪着我生孩子，我不想。

理查德：你为什么不想要她陪着你生孩子？

露易丝：坦白地说，我不想让你妈妈看到我的隐私部位。

理查德：究竟是怎么回事？

露易丝：因为那样感觉很奇怪。

理查德：你为什么这么说，你是什么意思，就像……

露易丝：那是将会发生的事。

理查德：但是她是女人，你也是女人啊。

露易丝：我不想将来我回想起，我生产的时候有三个人在。

我的意思是，我觉得这是一件隐私的事情，这是我和你之间的亲密关系。

苏茜：对了，理查德，这回你再次感觉到你的妈妈是你的某种替身了吗？在你不知道该怎么做的时候替代你？而实际上露易丝想要的是和你在一起。你不确定你是否能做到，这个我能理解，但我认为你妈妈不能为她或为你做这件事。

理查德：我会去的，我会去陪着她的。我会握着她的手，你知道，我会——我会说一些我想要说的话的。

露易丝：是的，但是看看你自己——看看你的肢体语言，你觉得这很好笑吗？

理查德：你想说什么？

露易丝：好吧，你甚至都不看着我，你身体向前倾，你都不正视我，就像我是一个陌生人。

我可是你的伴侣，我们有了孩子。

理查德：是的，好吧，好吧。

露易丝：我希望你不要再把一些东西挡在我和你之间。不是你的妈妈，不是你的生意，不是你的时间，不是你的支票簿。我不要这些，我只想和你在一起。你去哪里了？这是我想知道的。

理查德：是的，好吧，好吧，你是对的。

我想要再次叫露易丝停止讲话，让理查德说出自己的心声，让他们两个人都听见，从而帮助他们扫除一些障碍。但现在轮到露易丝唠叨了……她的陈述很有说服力，但是时机也很重要，我希望我能让她放慢语速。

露易丝：我们来这里接受治疗，真是太好了。

理查德：我只是没有，我只是……

露易丝：他会支付治疗费用，这真的很好。

理查德：你知道……

露易丝：我看到了你的努力，但是你到底是怎么想的？

理查德：这就是我们来这里的原因啊。我已经尽力了，抛开手里的工作来到这里，这样我们就可以一起看看到底发生了什么。

露易丝：但是钱并不能买来亲密关系，不能。

理查德：你谈到钱，因为你知道你想要钱的时候它就在那儿，家里一直是我在挣钱，这就是为什么你对钱的看法如此奇怪。

这一次我们又偏离了主题……这次轮到理查德听不到露易丝所表达的意思，她想说的是钱不能成为亲密关系的替代品。

露易丝：别跟我说什么我对钱的看法奇怪。

苏茜：好的，我是这样想的。当你们谈到需要谈论的事情时，你们中的一个人就会跑题。

所以，露易丝，你说的是，你想让理查德陪你，或者说你指出来他没有陪你。而他说是的，好的。也许你要好好听一听他"是的，好的"的许诺，而不是让争吵再次升级。我认为对你们两个人来说这是一个可怕的时刻，也是一个宝贵的时刻，或者说宝贵的机会。我觉得这个时刻你们需要对彼此温柔一点，不要相互指责，说自己对对方多么失望。因为我感觉你们俩对彼此都很失望。

理查德：是的……你看，我会更努力的，我会更珍惜现在，只是我希望你能看到我有时候也会受挫。

苏茜：嗯。

露易丝：你想要这个孩子吗？

露易丝根本听不到理查德说的他有时候会"受挫"的意思。她对此很不耐烦。她把理查德说的话理解为他又进入了那种敷衍的"好的"模式，那种模式的态度是轻视的，而不是一种真诚地表达"一定会"的模式。他又向后靠在沙发的角落里。他说的话似乎很形式化。我感觉他不是故意轻视，而是他束手无策和焦虑不安。

理查德：是的，是的，我当然想要这个孩子。

　　苏茜：但事实上是什么样子呢？你会这样说吗？露易丝，我很想你，或者我没有什么把握，或者……

　　露易丝：我确实感到很失望，我一直感到很不安……刚开始的时候我就有一种被拒绝的感觉，然后我觉得我们渐行渐远。随着我的肚子越来越大，就像有一堵墙向我逼近。

　　她说有一堵墙向她逼近，她是想表达什么？这让理查德陷入沉思并且说出困扰他的究竟是什么。

　　理查德：我不知道，有意思的是，前几天我随手翻看一些文件，突然看到了我的出生证明，一瞬间我有种奇妙的感觉，因为我看到出生证上有我妈妈的名字，但是没有我爸爸的名字。父亲那一栏只画了两个破折号。我觉得奇怪，感觉有点儿……我不知道，这感觉像一个征兆。

　　露易丝：什么征兆？

　　理查德：我不知道，我不知道是什么，我只是觉得它对我说了什么，你能明白我的意思吗？

　　苏茜：一种空虚的感觉？

　　理查德：是的。

　　苏茜：你爸爸在哪里？

　　理查德：呃。

　　苏茜：所以你不知道你能带给你的孩子和露易丝什么，所以你像一个工作狂一样工作？

　　理查德：是的。

　　苏茜：这成了你做事的方式？

　　我现在考虑的是，理查德能多么尽责尽心，转变成作为一个提供服务的人，为即将到来的家庭工作的，虽然到目前为止在很大程度上他的行为都是无意识的。虽然他觉得自己对即将到来的生活很积极，但是他有种被打压的感觉，因为露易丝认为她在做所有的事情而缺少理查德的参与。

理查德：是的，我想是这样。

苏茜：嗯。

露易丝：亲爱的，你会成为一个很好的爸爸，你会很棒的，你会的。你不是那样的人，那种空虚的人，你不是。不管怎样，你不需要这样。我们一直想要孩子，现在孩子很快要出生。你一直很聪明，很出色，很棒。

所以，露易丝现在把她的恐慌和指责变成了理想化的东西，显然理查德与露易丝不在同一个频道上，他其实有机会说出他为什么如此担心。我们结束了这一次治疗，带着两种不同的情绪，两种不同的情感旅程，他们对各自的极度专注，以及理解另一方感受的可能性。

对治疗师来说，需要传达的重要信息是，在宝宝这个问题上达成共识并不意味着对这件事有同样的情感反应。露易丝不会像理查德那样去感受，理查德也不会像路易丝那样去感受。达成共识意味着每个人都在倾听对方的感受，尊重对方的本性。在所有可能的情况下，我们会委婉地建议夫妇中的双方都对他们伴侣的感受感到好奇。

苏茜：好了，所以……

露易丝：好的。

苏茜：下周见！

露易丝：好的。

理查德：好的，谢谢！

苏茜：除非，如果……

露易丝：除非孩子出生了。

理查德：当然，除非……

露易丝：（笑）是的。

苏茜：好的。

理查德：谢谢。

苏茜：不客气。

露易丝：反正也要等，我们先把儿童房装修完。

　　理查德：好的，我来做，别担心。

　　露易丝：谢谢，苏茜，下周见。

　　理查德：下周见，谢谢。

　　成为父母是一件重大的事情。从一对夫妇变成一对父母是很具挑战性的。在本次治疗中，我们看到理查德的担忧表现为逃避。露易丝的应对方式是自己为孩子做好一切准备，并试图让理查德表现得更像一个丈夫。她的焦虑有一股强大的力量，正如她最初对他的担忧不理解一样。但是这次治疗的重点是帮助理查德认识到他的恐惧来源。

　　理查德和露易丝都将他们与父母关系的印记带到了怀孕期。理查德的母亲是一位非常有能力的单身母亲，操持家里所有的事情，并指望年轻的理查德能帮助她承担经济上的负担。自从他17岁离开学校以后，他就开始养家。露易丝成为第二个经济上需要他照顾的女人。

　　而露易丝的母亲有很强的控制欲，对她，对她的兄弟姐妹和其他家庭成员都是这样。她的父亲健在，但是无所事事，露易丝的母亲常常抱怨他有多么地不负责任和无用。露易丝讨厌她妈妈的方式，她被理查德吸引住了，因为他更加从容，给了她很多空间。但当她成为一个母亲时，就开始思考一系列和家庭有关的事务。她看到理查德表现得像她的父亲一样，她变得充满控制欲，并且满腹牢骚。她不喜欢这样——这个我们已经讨论过了——但是随着她孤立感的增强，这就几乎变成了一种默认方式。

　　在一对夫妇中，两个人的家庭背景的痕迹都能从他们的身上显现出来。当然，一般来说，这些痕迹能提供支持和滋养。即便如此，他们的成长过程中也可能有一些他们不喜欢并有意识地选择不去重蹈的方面。但当事情变得艰难时，那些让他们的关系变得困难的部分就会凸显出来。夫妻之间的相处没有固定规则可言。双方需要做的是给对方一点空间，让他们听到对方在说什么、想要什么，同时清楚地表达自己的想法。每一对夫妇的故事都是不同的，并以意想不到的方式打动我。细节才是一直以来吸引我、感动我的地方。理查德发现自己的出生证上父亲那一栏画的两个破折号和露易丝不想让理查德的妈妈待在产房里的直率，这样的细节让我在了解他们的时候，内心产生一种共情和温暖。

## 10 个月以后

这是他们的儿子艾萨克出生后第一次来咨询室。他现在十个月大了。

苏茜：你好，很高兴见到你们。
理查德：很高兴再次见到你。
苏茜：恭喜你们！
理查德：谢谢你。
苏茜：进来吧。
理查德：谢谢。这里的气味总是很好闻。
露易丝：是的，是的。
理查德：有一段时间没来了，但是，是的，我想我们现在遇到难题了。
露易丝：是的。
苏茜：现在怎么样了？
理查德：这是一个很现代的社会，不是吗？女人生了孩子，然后你知道，坦白地讲，她们就想要职业上的晋升。

理查德的语气有点刻薄，有点沮丧。

苏茜：露易丝打来电话，她告诉我，她已经重返职场，她恢复到工作半天的状态。你妈妈会照顾艾萨克，现在她得到了一个让你感到不安的升职机会。
理查德：好吧，我们完全不能达成共识。我早上六点半离开家，工作一整天，回来后还要做饭，还好一切都很顺利。我又多招了几名员工。但是，我回来的时候，你已经出门了。通常，艾萨克睡着了。我只能干瞪眼，我完全没有参与进去。还有你和妈妈闲聊，完全忽略我的存在。
露易丝：但是你可以选择参与呀，你得主动承担自己的责任啊。

　　**理查德**：这对你来说很容易，因为每次孩子哭的时候你就开始哺乳。

　　**露易丝**：好吧，如果我开始全职工作的话，就不会这样了，他就要喝牛奶了。

　　当你有选择的时候，你似乎不希望我有任何选择。我得到了这次升职的机会，这是我能在这两个领域都取得成功的机会，作为一位母亲和一位专业人士。

　　**理查德**：你会把自己搞得很累的。我觉得你让自己承受太多了，你会一样也抓不好的。

　　我想知道理查德关心的是露易丝、孩子还是他自己。我反而觉得他的抱怨是关于他们的关系渐行渐远，以及他对正在发生的事情失去了控制。

　　**露易丝**：现在，作为父母，我要承担我应该承担的责任，而你却没有。所以是的，如果我是单亲妈妈，那么我再累也要承担一切。但如果你也承担一些照顾孩子的事务，我出去工作就没太大影响了。

　　**理查德**：可是我要养家，我要保证稳定的收入。

　　**露易丝**：是的，好吧，但你不必过于紧张。

　　**理查德**：你现在这样说，但是，我的这份工作，你永远不知道，下个月，谁知道欧洲会发生什么……

　　**苏茜**：你说的第一点，理查德，听起来你时刻想着露易丝，孩子出生前就是这样。

　　但是现在家庭生活中有一些东西感觉不到了。

　　**理查德**：是的。

　　**苏茜**：而且你有点大男子主义，说一不二。

　　**理查德**：大男子主义？

　　**苏茜**：你的言外之意是她没有赚钱，挣钱养家的负担落在你一个人的肩上。你这样说听起来好像有什么东西被忽略了，或者丢失了。

　　**理查德**：也许，是的。当然我的意思是，我是说家里不再那么浓情蜜意。我们没有，我们不再有性生活。我甚至不怎么认识那个小家伙。

苏茜：艾萨克出生之前的那次治疗，我留下一个问题，那就是，你，理查德，非常强烈地感觉到一种空虚感……

理查德：是的。

苏茜：……父亲的存在是空虚的。

你有一辈子和艾萨克在一起，学习如何做一个父亲。

露易丝：嗯。

理查德：是的。

苏茜：而且，理查德，你自己当老板，你妈妈也在这里，你完全可以和你的妈妈一起与艾萨克待几个小时，或者你一个人和艾萨克待在一起，或者周末在一起，这样当爸爸这件事就不会这么神秘了。你没有觉得你的生活中发生了一件最重要的事，这件事是你们一起创建的，并不只属于露易丝，它属于你们两个人。

理查德抱怨自己不知道如何和自己的孩子以及伴侣相处，这是因为他们家庭的一切都是露易丝和他的母亲安排和负责的。如果一个人不与婴儿建立连接，就很难知道该怎么做。只有和婴儿在一起，照顾孩子才会显得不那么艰难和神秘。

理查德：是的，我的意思是，我有一些提议——例如，我们可以一起去看周日的足球比赛。有一些人总是带着他们的孩子去酒吧，为什么我们不能带着艾萨克去酒吧？为什么我们不能做其他的事情？为什么我们总是要待在家里呢？而且她们的谈话我也参与不进去。说实话，我不知道是否有可能，但是男人，会得产后抑郁症吗？我的意思是，这会发生吗？

露易丝：你的意思是什么？产后抑郁症？

理查德：男人会得产后抑郁症吗？

苏茜：是的，我想是吧，但是每个家庭中情况不一样。

这里我错过了一些东西。理查德表明他感到很沮丧。他为自己感到担心。他想知道男性是否也会患上产后抑郁症。我认为这是因为他不知道如何与露易丝和艾萨克建立关系，所以他感到孤独和孤立。

理查德：好吧，我不知道发生了什么事。我想我需要一对一的交流。我想你应该知道我的背景，我不知道，我觉得我需要和一个跟我有某种共鸣的人交流。

我有点困惑。我不知道理查德说的一对一指的是和露易丝一对一的交流，还是指一对一的治疗，所以我等待着，看究竟会发生什么。

露易丝：在我得到交流的机会之前，你就把我推开了。是你自己在我们之间砌了一堵墙。我和艾萨克之间有一种特别的感情，但这纯粹是因为我和他有 70% 的时间在一起。其余的时间我都在工作。仅仅最近几个月才是这样，因为我要哺乳。如果我每天醒着的时间都和他在一起，我会发疯的。工作很好地帮我协调了和艾萨克待在一起的时间。在家工作的时候，如果我从工作中抽出一部分时间，进行合理的安排，然后可以和艾萨克一起待几个小时……否则将会发生的是，当理查德和艾萨克在一起的时候，我也和他在一起，我会批评他照顾婴儿的方式，因为关于宝宝，我了解得更多。

双方关系如此激烈，露易丝并没有真正接受理查德害怕的东西，而理查德则对露易丝和她的要求持批评态度。我们已经深入到实际中解决他们之间关系的脱节，这样做是有道理的。

苏茜：是的，露易丝，但理查德必须得知道。就好比吩咐男人清洗碗筷，随后又指责他碟子堆放的不对，但那根本无济于事。当你们两个人周末在一起的时候，会发生什么？

露易丝：我们许诺过对方周末要在一起做些事情，但理查德经常在周六加班。

苏茜：嗯。

理查德：是的，但是这没办法。

露易丝：所以然后呢，你知道，事情是这样的：问题是，艾萨克在星期六下午的时候会疲倦，这个时候不该带他去酒吧。

苏茜：这是为什么呢？

露易丝：周末的时候酒吧人很多了。

苏茜：睡在绑带里有什么问题吗？

露易丝：好吧，我只是觉得这对孩子不公平。

苏茜：嗯。

露易丝：但是如果只有我们三个人在家，艾萨克、理查德和我自己，那么气氛很快就会变得很压抑，因为我们没办法很好地在同一个空间里相处。

理查德：我们不说话，没有交流，所以我们虽然住在同一个屋檐下，但是她像置身于另外一个世界，和艾萨克一起的另外一个世界。我会提出建议，但她不理我。

露易丝：你提的建议是完全不现实的。

理查德：你对我妈妈比对我更感兴趣。

露易丝：不错，因为你妈妈帮了我大忙。

理查德：她以前很讨厌妈妈，她无法忍受妈妈的到来。

露易丝：我不恨你妈妈。

理查德：但是现在她是你最好的朋友。

露易丝：我不恨你妈妈。

苏茜：好吧，我想露易丝是在和你妈妈一起抚养孩子，不是吗？我们的困难是如何为理查德创造一个空间让他参与进来，让你放手一点。然后下一步你就可以和理查德建立伙伴关系了。当你们在一起的时候会发生什么？你能描述一下发生了什么事吗？露易丝，为什么你觉得你不能去酒吧？

露易丝：是这样的，我觉得理查德很累，我也很累。

苏茜：嗯。

露易丝：但我没有办法安心在酒吧里放松，你知道，手边有两大杯葡萄酒，或者其他什么。因为我觉得我是孩子的主要照顾者，所以我必须一直保持成年人的样子。理查德想得到我的关注，艾萨克也需要我的关注。说实话，我觉得我在抚养两个孩子。

理查德：我只是觉得你给我一种居高临下的感觉。

露易丝：好吧，你可能会这么认为，但这就是事实。

理查德：我不是要你照顾我，我只是想要，和我孩子的母亲保持健康的关系。艾萨克很好，他很棒，他有妈妈，他有你。你想把看护请进家，这样你就可以想去哪个国家工作就去哪，但这个外人一点都不了解我们的孩子。

露易丝：噢，你说得太过分了，太过分了……

理查德：我个人认为这有点自恋，平心而论。

露易丝：自恋到在回家待产十个月后想回去工作？

理查德：我想是的。说实话，我觉得我不太懂所谓的现代女性的思想，但是……

露易丝：你真的太过时了。

理查德：这不是过时，这不过是……

露易丝：这就是过时！

理查德：你看，我的妈妈，她以前打理家庭，她是我们家的脊梁骨，做家庭主妇一点也不丢人。我不知道为什么如今会以此为耻。为什么如今女性在家抚养小孩就感到羞愧和……

露易丝：我是在抚养我们的孩子，我并不为当一个家庭主妇而感到羞愧。但是对我来说，目前我的工作进展得很顺利。有人问我想不想参加这次晋升竞聘，我并没有主动去争取，我只是碰巧获得了这次机会。这是一个令人难以置信的机会，我想要的只是一个机会去看看事情是如何发展的。而且这份工作可以和艾萨克以及妈妈协调得很好。然后其余的时间我们可以找一个看护，或者找一位保姆，或者送去托儿所。我暂时还没有想得那么清楚。但是为什么解决这些问题都是我的责任？为什么你不能牺牲一点你的工作呢？

理查德：好吧，我不介意三天两头请个假，我不是说我完全反对这件事。

露易丝：还说你不是。

理查德：我不是完全反对。

露易丝：你会那样做吗？你真的会那样做吗？你真的会在一周内抽出几天的时间照顾家里吗？你现在甚至连周六都不能休息！

理查德：工作太多排到了周末，我能怎么办？

露易丝：是的，好吧，我的工作也有可能会这样，但我现在没办法，因为你不在家。

我一直支持你，支持你的事业。

理查德：你为什么这么咄咄逼人？

露易丝：你当父亲以来，我是支持你的，虽然我总是在批评你。我很抱歉，我很抱歉，苏茜，但是这就是我的感觉，我现在感觉很兴奋，我觉得自己很有能力。

理查德：我也可以搬出我们的房子，像……

露易丝：不，你不会的。

理查德：你也可以这么做。

露易丝：不，我不会那样做。

理查德：工作晋升，然后请一位保姆。那我问你，既然这样，你为什么不把他送进公立学校，或者私立学校，让他寄宿，直到他 15 岁，然后把他带回来，看看他怎么……

露易丝：噢，别说傻话，你在钻牛角尖。

理查德：这样我甚至都不知道他长什么样子。

露易丝：我之所以一直迁就你，你觉得被迁就，是因为你表现得像个十几岁的孩子。在这种情况下，是你让我成为成年人。如果你有一些建设性的改变，那就好多了。

理查德：建设性的？

露易丝：但是你没有。

理查德：我没有办法，你知道，如果我不挣钱养家，如果我不好好经营我的公司……

露易丝：挣钱养家？

理查德：我要坚持。

露易丝：这是什么意思？

理查德：你要我早点回家，我每天六点半就起床了。你要我参与到家庭里来，想让我成为积极主动的一分子，和你们聊天……

苏茜：理查德，你说了两件事：一是你没有办法走近艾萨克，二是你不知道露易丝是怎么想的，你真的给不了她想要的。你们还没有发现其实你们两个人一直在进行唇枪舌战。每一对新手父母都会度过一段艰难的时光，除非他们来自一个大家庭，而且他们已经有很多育儿经验。这是一个全新的挑战，其中会出现这些问题：你怎么当一个爸爸？这意味着什么？你怎么成为一个伴侣？因为你的妈妈，她没有伴侣。你没有两个人一起照顾孩子的意识，你内心没有这种概念。

露易丝：嗯。

苏茜：我想，露易丝不能一直在家里让你很不安，因为你想要她在那里。

露易丝：是的。

苏茜：所以你受到了双面的打击，不知道如何和她或者艾萨克相处。

理查德：是的，也许你是对的。

苏茜：你能想想怎么和这个小家伙相处吗？

理查德：是的，他很棒，他当然……

苏茜：给我讲讲他吧。

理查德：是的，他，怎么说呢，他真是个漂亮的小孩，不是吗？

露易丝：是的。

理查德：他长得很漂亮，长得不像我，这是一定的。他有一双蓝色的大眼睛。

露易丝：（笑）

理查德：我的意思是他，是的，我是说他有点胖乎乎的，她可以少喂他一点，当然……

露易丝：噢，别说了。（笑）

理查德：嗯，你可以，我是说，最后，你不想……你知道我的意思吗，好吧，不管怎样，我们不希望他变胖，不是吗？

露易丝：他十个月大了，理查德。

理查德：他笑得很好看，对吧？

露易丝：是的，很好看。

理查德：是啊。

苏茜：他让你感觉怎样？

理查德：怎么说呢，我不知道，五味杂陈吧。我爱他，但我也有点害怕他。你知道，我担心他很脆弱，有时候我不知道我是否会……你明白我的意思吗？

露易丝：有人对我说，他们没有你想象的那么脆弱，这真的很管用。他们很早就这样说了，我一直在想这个问题。

理查德：他们？他们是谁？

露易丝：好吧，我记不起来了，可能是医院里或者产前护理组的某个人。

理查德：好吧。

露易丝：但是，哦，孩子没有你想象的那么脆弱。

理查德：我不觉得。

露易丝：我是说婴儿没有你想象的那么脆弱。

理查德：但他们就是很脆弱。

露易丝：他们很大一部分是，我是说……

理查德：不，他们不是。

我看出理查德的担心，他感到困惑和沮丧可能因为他害怕他会伤到孩子。

苏茜：好吧，让我们回到前面的话题，你正在谈论的是任何父母都会有的感受，脆弱、珍贵、微妙，以及去了解这个婴儿的需要。

理查德：是的。

苏茜：如你所说，如果你不跟他们在一起，你就会感到害怕，你坐在他们身边或者抱他们的时候，甚至不知道手该放哪。

理查德：是的，没错。我觉得我和艾萨克目前没法互动。

苏茜：你早上起来的时候，他在哪里？

露易丝：他在床边的小床上。

苏茜：床边。

理查德：是的。

露易丝：我这一边。

苏茜：好吧。

露易丝：因为我要喂他，所以放在我这一边对我来说方便一点。

苏茜：好的。你看这样怎么样？你喂了他后，让理查德早上抱他一会儿。露易丝，你能做到吗？

露易丝：嗯，我可以做到，但是理查德……

苏茜：你看，你早上要淋浴吧，这个时候你可不可以把他们留在那里，你不参与，你把自己隔离开来。建议你不去追究，也不去确认他做的对不对，你让他自己尝试。

露易丝：好的，我们可以试试。

理查德：我们会试试的。

苏茜：20分钟左右就行。

露易丝：是啊，抱着孩子的时候得拍拍他，没错，是的。

理查德：拍他？

露易丝：是的。

理查德：你是说拍他，拍他的后背吗？

露易丝：是的，你知道我的意思。

苏茜：好的，但是当我说这个的时候，你有什么感觉？当我给你提这个建议的时候？

露易丝：我感觉自己和孩子待在一起的时间太多，嗯，我还感觉我真的愿意多花一些时间和家人在一起。但是我明白你建议我们那样做是为了留给理查德和艾萨克更多的独处时间。这似乎是一个具有建设性的建议。不过，我能这样说？我还是发现很难，我发现早上真的很难。因为我想，我早上很想理查德，在我们生孩子之前，在我怀孕之前，早上的一段时间我们总是无比亲密，但是那样的时光一去不复返了。而现在每到晚上，我都感到精疲力竭，而且，我们可能还会发生争吵，所以晚上我们也不会亲密了，所以我觉得……

理查德：是的。

露易丝：我觉得自己不再被珍视，每天早上我都感到自己很有需要……

苏茜：嗯。

（停顿）听到露易丝也想你的时候是不是觉得很奇怪？

理查德：是的，因为没有……

苏茜：没想到她会这样说吗？

理查德：没有想到。

苏茜：好吧，她现在说了。

理查德：是的，对。

露易丝：因为我真的想做出一些改变。

理查德：我知道。

露易丝：而且我觉得我们可以。但是有时候我觉得你不再认为我是和你站在一起的。所以我得保护我自己。我要回去工作，是因为这对我来说真的是一次很好的机会。尽管你不会这么认为，我还是很希望你能支持我。

理查德：我明白你的意思，我明白你在说什么，也许我有点守旧了，可能是这样。

苏茜：我觉得你用"守旧"这个词是因为你感觉到很多困难，例如，你不知道该怎么做，你感到被忽略了，你很想念露易丝，你没有意识到她也在想念你，你有点害怕这些，不知道该怎么做。所以，我认为你用这个词描述了所有这些感觉，而且当你……

理查德：是的，也许吧。事实是这样的，我感觉自己进入了一个循环，而且周期变得越来越长。在那之前，我会保持大脑清醒，然后会有四五天感觉有点低落，有点沮丧，之后这种感觉就会过去，而我觉得这种感觉的循环周期越来越长。

露易丝：你是说你很沮丧？

理查德：我不知道我是不是很沮丧，但你知道……

我无法从理查德的语气中听出这有多严重。这些话本身是令人担忧的，但是却表达得漫不经心。

苏茜：是因为困惑、被忽视，还是不知道如何共度时光？露易丝，你更容易进入当母亲的角色，因为你全职在家，并在母乳喂养，而且你还有个帮手。你很难有什么时间，除了周末能做点自己的事情，而且只能在宝宝午睡的时候，因为婴儿常常午睡。

露易丝：嗯。

理查德：是的，是这样，是的，就像在部队一样，不是吗？每天都例行公事，安排得满满当当。

苏茜：是的。

理查德：就像生活变成例行公事，你在这些例行公事里忙进忙出。你不再感觉是一个人，而是变成闹钟，什么时候起床，什么时候睡觉，都定好了。

露易丝：但他们都说这是最好的方法。

苏茜：理查德，和艾萨克在一起的时间越长，你获得的东西就越多，不仅仅是感觉失去了一些东西。

露易丝：嗯。

理查德：是的。

苏茜：因为现在你们忙得像陀螺一样，没有感受到这个可爱的小人是我们的，我们正在养育他，那种充实的感觉。这是一个非常艰难的调整过程。

露易丝：是的。

理查德：但是我想，我有点担心我会重复那种，我父亲从这样的生活中逃避的方式。我觉得我开始有点理解他为什么那么做了，在某种程度上，我可以看出一个人在自己的家庭中是如何被边缘化的。我不是为他的离开辩解，但是，我是说我一直在反思这个问题。

苏茜：理查德，这对你很有帮助，让你知道你心里在想什么。因为这给了你一些思考的空间，让露易丝知道这有多么困难，你们两个人怎么能让它成为可能，因为你们都必须放弃一些东西。为了找到让理查德参与进来的方法，露易丝不得不放弃对家庭的完全掌控。

露易丝：是的。

理查德：事情是这样的，我本来不想说这个，上周在建筑工地的某个时刻，其实我并不想说的，因为你知道，我也不知道这算不算理由，我不知道程序是什么，这就是为什么我认为一对一的时候很好，但是我有点，我不知道，我就是有点冲动地想做一些事情，这让我很担心。

苏茜：嗯。

露易丝：例如呢？

理查德：我不知道，我站在那里想，如果我，老实说，我在想，如果我从窗户跳出去。

苏茜：你真的很无助。

理查德：是的，我只是想想，我不知道，我只是想想而已，是的，我只是有点想，但是事实上我不会那样做，只是有那么一个片刻我有这个想法。

露易丝：但你不能那样做。

苏茜：露易丝，我猜想你很难理解理查德沮丧甚至绝望的的感受。这听起来似乎和以前很像。理查德用一种看似疯狂的方式表达自己。

我从他说的话里听出了请求，或者他其实是在问我要怎样才能做到，该怎么做，如何和艾萨克建立连接，如何和露易丝建立连接。

理查德：你觉得那样能阻止我的那种感觉吗？阻止那种空虚的感觉，把我带回到现实中？

露易丝忽略了理查德说的话，但她能开始分享一些对她来说很重要的东西。

露易丝：好吧，我觉得很难理解，因为我现在不会选择离开。

苏茜：我明白，露易丝，你受够了这一切，但是现在你也听到了，理查德不知道该怎么参与进去，而且你也希望他能参与进来。

露易丝：是的，这只是部分原因，因为有时我觉得我不能，我不能满足他们更多的需求了。

苏茜：嗯。

露易丝：我为家庭花了大部分时间。工作却不一样，工作给了我其他的东西，事实上它给了我情绪上的喘息。所以我想这就是我需要它的原因，我想寻求事业的发展。嗯，就是这样，你觉得呢？

理查德：我是说……

露易丝：你怎么认为？

理查德：好吧，那我周五请假，我周五请假，你知道……

露易丝：那么，你能做到吗？

理查德：没问题，我可以周五请假，而且……

露易丝：但是你要好好想想，因为我不希望你只是在这里答应得好好的，而没有想清楚。如果你能做到，那天我一定会把艾萨克交给你。

理查德：好的。

露易丝：然后你会和他建立亲密关系，但是你真的能做到吗？

理查德：好了，是的。我说过我会的，不是吗？

苏茜：我可以提个小建议吗？除了早上共处的时间，接下来的两周，你们隔天休息半天，然后再上整天的班，因为这很重要。

露易丝：嗯。

理查德：好的。

苏茜：你可能会感到更安全。

理查德：看看我们怎么走下去吧，我的意思是，我们接下来该做些什么呢？你刚刚升职了。

露易丝：好吧，反正我六周之内不会开始上班，所以你还有六周的时间去做一些……

苏茜：你是说，这段时间你还会在身边，只是偶尔会出去一下。

露易丝：比如这周，我可能会在周五早上离开家几个小时，我会出去一下，离开家。

理查德：好吧。

露易丝：大概两个小时。

苏茜：我不知道你们是否想下次再一起过来，我想这样会更好。

理查德：好的。

露易丝：嗯。

苏茜：我认为能够发现治疗对你们的影响是件好事，因为实际上这不仅仅关于你们的家庭，还关于你们个人。

露易丝：是的，我认为这是目前的问题之一，我感觉不到，我感觉不到我们有个家庭。

苏茜：好，所以我们努力让一切走上正轨。首先需要你和艾萨克融洽地相处。

理查德：是的，我需要这样做，我需要和他一起建立一种关系，现在我不确定自己能不能做到。

苏茜：是的。

理查德：好吧，我相信这是可以的。但是我现在感觉，感觉有些事情会发生。我不太清楚，我有点担心我对他的感觉，我不应该对我的儿子有这样的感觉。

露易丝：没事的。

理查德：所以……

苏茜：是的，重要的是你一直都很坦率。这些是我们可以一起讨论的问题。如果你需要一对一的治疗，我们会解决的，但在短期内，我认为我们需要你参与到这个小男孩的生活中。

露易丝：嗯。

理查德：是的。

苏茜：和这个小婴儿在一起，事实上，你越早了解他，变化就越大。我认为这会改变一些东西，所以我们尽快再见面，让我们看看这段时间效果如何。

露易丝：当他到来的时候，刚出生的时候，我不知道拿他怎么办。跟他在一起时间久一点以后我才懂得多一点，知道该怎么照顾他。

苏茜：是的。了解这个对理查德来说很有价值。

露易丝：嗯。

理查德：我知道。

苏茜：因为如果不花时间，就很难获得良好的亲子关系。

理查德：是的，我要去买一件东西，他们叫它什么，小绑带？

苏茜：是的。

理查德：然后把他带出去。

露易丝：我们有一个了。

理查德：把他带到……

露易丝：走廊上。

理查德：教他怎么打斯诺克台球，等等。

苏茜：好吧。

理查德：搞定他。

苏茜：好的。好了，我们下周一见，如果你们都有时间的话。

露易丝：你能做到吗？

理查德：是的，我会解决的……我是老板，不是吗？

苏茜：是的。

理查德：谢谢，就这么说定了。

苏茜：好的。

理查德：好了，非常感谢，苏茜。

苏茜：有宝贝的照片吗？

露易丝：哦，不好意思，你有吗？

理查德：噢，天哪！你手机上不是有很多张吗？

露易丝：对，稍等一会儿。

理查德：在那个旧手机上。

苏茜：噢，哇，天哪，他真是太漂亮了。

理查德：好了，那就再见，谢谢！

露易丝：谢谢。

　　这次治疗以抱怨、疏远、受挫和分离开始。露易丝和艾萨克、理查德的母亲以及工作成为一体。她关心理查德，但她同时对新的工作机会感到兴奋。理查德很苦恼，感觉自己被排除在外。他不知道如何融入这个家庭，他感到害怕和沮丧。他徘徊在被排挤的感觉和失去露易丝的感觉之间。在成为父母的第一年里，男人感觉到被排挤和被忽视，而女人疲于应对，这样的动态过程并不少见。我希望通过鼓励理查德参与进来，帮他与艾萨克和露易丝联系在一起，从而改变他的无价值感和分离感。

对他来说，这样做需要露易丝放手。我还希望他们能找到一种方法来增进彼此的关系，因为他们刚开始联合在一起做父母。理查德要求做一对一的治疗，因为他害怕会自杀或离开，这些问题令人担忧，他希望得以解决。在这次治疗中我没有充分做到这一点。但是我希望，他们彼此对对方说的话，在一定程度上，驱散了他的绝望。但是我注意到他对自己很担心，这种情绪需要被照顾到，所以我可能需要安排一次和他单独的治疗。

# 第 3 章

▼
▼

如何坦诚相待——谎言只是一条短暂的捷径，却是更深的伤害

> 谎言似乎是一条捷径，可以避开困
> 难。然而谎言过后，我们还能信任彼此
> 吗？我们如何才能坦诚相待？

　　娜塔莉三十多岁，是一名房地产经纪人，专门带人看豪宅。她和她的丈夫乔什在当地社区的教堂很活跃。她打扮得很整洁，今天穿了一件鲜红色的修身衣服，颜色很衬托她黝黑的肤色，留着一头很卷的短发。

　　这是她第三次来这里。她来这里的原因是她为自己的行为感到不安。

　　苏茜：你好。

　　娜塔莉：你好，我是娜塔莉。

　　苏茜：上来吧。

　　娜塔莉：谢谢。

　　苏茜：请进。

　　娜塔莉：你好，对不起，我迟到了。谢谢你，谢谢。对不起，匆匆忙忙的，我下班就直接赶来了。哦，天啊，对不起。当你，当你这样看着我的时候，我总是感到有点不安。

　　苏茜：我这样看你，是因为我对你说的话感兴趣。

　　娜塔莉：我不知道，嗯，我感觉自己有点难堪。

　　在治疗过程中，患者当然是受关注的，但关注的目的在于揭示患者难以理解或对其不利的行为、感受。对于娜塔莉的困境，我们有两套眼睛、耳朵、大脑和心灵，我们希望能比她自己一个人了解得更深入一些。

　　娜塔莉：我想，我想我真的搞砸了，我知道是这样，我，噢，天哪。对不起，我现在没事了。我今天错过了一个工作上的约会，这很糟糕。

　　苏茜：你在想什么？

　　娜塔莉：克里斯托弗这一周回来了，我决定见见他。我知道这样不好，嗯，今天在我工作的地方见了他。嗯，我们被人看到了。

　　苏茜：什么？

　　娜塔莉：我们被人看到了，抱歉，我们被人看到了。

　　苏茜：谁看到了你们？

　　娜塔莉：就是那些来房子里清洗枝形吊灯的人。哦，你知道，我安排他们来清洁吊灯，而且，我，我不知道为什么我完全忘了这事，完全忘记了。然后他们进来了，看到我们在那里，显然影响太不好了。所以，是的，我们发生了那个，我明显有点慌乱，然后克里斯托弗想让我冷静下来，我错过了下一个约会。所以我收到了老板发给我的一封电子邮件，他明天要找我谈话。

　　苏茜：嗯。

　　娜塔莉：这就是发生的事情，这就是为什么，为什么我来迟了……

　　苏茜：有点难堪。

　　娜塔莉：（笑）是的，是的，没错。

　　苏茜：好吧，这似乎有点混乱。

　　娜塔莉：我简直六神无主。

　　苏茜：你是什么感觉？

　　娜塔莉：有点害怕，老实说。

　　苏茜：嗯。

　　娜塔莉：很紧张，很困惑，而且这些天我好像一直都很困惑。这样不好，我这样做不好。

　　但是不知道为什么我不能停止这样做。


　　她说话的语气好像在责备自己。


　　苏茜：这听起来似乎有些牵强，但是如果忘记清洗吊灯的人，能让你平静下来吗？事情发生得很有戏剧性，因为你不能让这样的事发生在你身边。它给你猛然的一击，甚至可能威胁到你的工作。

　　娜塔莉：嗯，如果他们告诉了我的老板，查理，那么，那会，是的，那会，有人可能会说我是故意这么做的，但是这么说一点意义都没有啊。

　　苏茜：这样说有点过分了。我更想问的是，既然你不知道你为什么要这样做，你会怎么处理这次不幸的意外呢？因为你被人看见了，所以你忘记了接下来的约会，事情被你遗忘到九霄云外了，所以……

　　娜塔莉：我，我知道。也许是一个警钟。

　　苏茜：也许吧。

　　娜塔莉：你知道为什么吗？

苏茜：不知道，娜塔莉，我不知道。我很感兴趣，我还没有什么看法。我知道的并不比你知道得多。

娜塔莉：好吧。

苏茜：我可以试着帮我们找出答案。

娜塔莉：我只是，我不知道，我的意思是，感觉像是，一个警钟。我不能一直这么做，我很明白，嗯，我是说这样做很傻，太傻了。

苏茜：我不确定你说的不能继续做下去的是什么。

娜塔莉：我不能再见克里斯托弗了。我不能一直这样下去。我必须，我必须停止，必须停止。

苏茜：如果你想象一下停止见面，想象一下不再见克里斯托弗……

娜塔莉：我想，我不愿意，这就是问题的关键。我竟然说出来了，听起来好可怕。

大声说出某件事，这种行为会使人意识到这个人其实正在做某件事，但还没有考虑到这件事本身。这是治疗中一个至关重要的方面，在治疗中，之前未知的和未被考虑的因素进入了意识，使我们能够思考表层以下的东西。

苏茜：我们能暂时把评判搁在一边吗？当你说出来的时候，你会退缩。你这样做是有原因的，因为你不想不做这件事。

你不想停下来。这并不意味着你就不能停下来，但是……

娜塔莉：不，我是说，我是说我必须停止。我必须停下来，我必须停下来。我不能，这不公平，对……

苏茜：对乔什不公平，对你也不公平。

娜塔莉：对乔什不公平，他不该受到这种打击。

苏茜：嗯。

娜塔莉：他不该。谢谢你，很抱歉。

苏茜：你之前曾告诉我一件事情，让我很疑惑。这件事就是你想要怀孕，但是却在吃避孕药，乔什还不知道。对于这件事，我想知道你或者我们是否还没有很好地理解。

娜塔莉：我不明白。

苏茜：我不知道你是否能理解这对乔什意味着什么，你跟他说我们生个孩子吧，自己却没有停止服用避孕药，而他什么都不知道。

娜塔莉：我……

苏茜：所以你已经在隐瞒什么了。

娜塔莉：是的，是的，我有点，我想我只是需要多一点时间，我不想伤害他。我们说好了，我们一起达成了协议，我想，我一定会让他失望。我们一直都在谈论要组建一个家庭，我想你知道，我们在一起很长时间了，而且，嗯，也应该是时候了。

苏茜：嗯。

娜塔莉：难道不应该吗？是时候该这样做了……我只是需要多一点时间。

我不想让他担心，我不想让他……我不知道。

苏茜：好吧，你认为最好不要讨论这个问题。

娜塔莉：我没有，我只是觉得我需要一点空间。我觉得这不会持续很长时间。

苏茜：嗯。

娜塔莉：现在很明显……

苏茜：我是这样理解的。在我看来这两件事可能是一样的。一旦你们之间有了裂痕，你们之间不能分享一些重要的东西，你和乔什之间就产生了距离。你开始审视这个关系中和关系外的自己，这时就出现了另一种情况，那就是克里斯托弗出现了。

我想知道真正让你挣扎的问题是什么。这段婚姻是不是太束缚了？你想保持这段婚姻吗？

谎言是一种捷径，似乎可以避开困难。但谎言的后果是，它可以削弱或者断绝信任关系，可以取代与道德责任和自我谴责的联系。就像娜塔莉那样，掩盖不停止服用避孕药这个潜在问题。为什么她不能冒险和乔什讨论这个问题？开诚布公地谈，即使犹豫不决，也会让这种联系保持和加强。谎言把娜塔莉一分为二。

　　娜塔莉：是的，是这样的。我是说，我们已经很努力了。

　　苏茜：嗯？

　　娜塔莉：我们已经很努力了。

　　苏茜：这是什么意思，娜塔莉？

　　娜塔莉：你知道，你决定了，你定了一个协议，一个共同的决定，一起创造一个生命，而不仅仅是一起……

　　苏茜：是在教堂，在上帝的见证下结婚……

　　娜塔莉：是的，在上帝的眼中。

　　苏茜：在你的家人的眼中，而且……

　　娜塔莉：我们对彼此和上帝都做出了这样的承诺，你知道这不是可以随便扔掉的东西，它的意义超越了我们两个人。

　　苏茜：是的。

　　娜塔莉：把所有这些，我们做的努力，我们做的决定，我们选择的生活方式，我们的家庭，统统扔掉。

　　苏茜：所以避孕在决定怀孕与否的问题上起着关键作用，但却不能让乔什知道你的想法和感受。

　　娜塔莉：我没明白你的意思。

　　苏茜：就是，你不能对他说我还没准备好。

　　娜塔莉：是的，因为他会，他会担心的，我不想让他担心。我需要一段时间思考，你知道，就像我说的，我觉得，一切都没有意义，但是我想遵从我对他和上帝做出的承诺，我不想，虽然我知道这没有意义——我不想违背诺言，我知道这没有意义。

　　苏茜：好吧，也许在你内心的某个地方，它是有意义的，或者它完全分裂成……

　　（长时间的停顿）

　　娜塔莉：我感觉他会知道的。

　　苏茜：嗯。

　　娜塔莉：但是他现在不知道，他还不知道。

　　苏茜：他没有感觉到距离？或者你在瞒着他？

娜塔莉：我觉得没有，我不知道怎么可能会这样，为什么他看不到？

苏茜：可能有两种情况。一种是你真的很擅长掩饰，另一种是他真的很擅长把事情看得像过去一样美好。

娜塔莉：是的，但如果你说的是对的，那就可能……

苏茜：也许你认为他不合拍了。是不是他和你从来都不在一个节拍上？而你只是误以为他和你比你所认为的更合拍？

我有这样一种感觉，并对这种感觉很好奇，那就是，乔什和她其实一直处在同一个节拍上，所以他这个时候可能已经发现她不愿意怀孕了。有时，我们赋予我们的伴侣一些神奇的力量，就好像他们可以了解我们，看到我们，在没有告知他们的情况下帮助我们，就像父母凭直觉知道婴儿需要什么。但当然，事实很少是这样的。也有可能，乔什正忙于他自己工作上的合作项目，都没有注意到娜塔莉已经在远离他了。

娜塔莉：说实话，我觉得乔什一直认为我可以做得更好，我也很想成为那样的人。

苏茜：嗯。

娜塔莉：他很出色、可爱、聪明、体贴，他有很多优点。

苏茜：嗯。

娜塔莉：我也想有这些优点。

苏茜：嗯。

娜塔莉：但很明显我对他做不到这些。所以……

苏茜：那么，你认为你一直努力想成为什么样的人？我并不是指服用避孕药或者和克里斯托弗在一起这件事，而是你表达的这个观点：他总是认为我可以做得更好。

娜塔莉：我的信仰给了我一种指引，一种基础，一种超越自我的方式。这样说有道理吗？

苏茜：是的。

娜塔莉：嗯，因为我们都是人，当然，尽管我们会，我们会跌倒。嗯，你知道，我肯定会为此感到内疚，当然我会这样。但是我的信仰给了我，它让我，或者我想尽力做到最好的自己，不要陷入自己的自私中去，去……

苏茜：嗯。

娜塔莉：（停顿）感谢上帝赐予我生命，我要心存感激。这就是我想做的。你看起来很困惑。

苏茜：我理解。你想做最好的自己，这是你的信仰给予你的礼物。我想知道你对自己的感觉有多糟糕。我之所以这么说，是因为今天发生的事。但是你似乎有一种感觉，其实你没有想做到像你希望的那样好。我想知道到底什么是好，什么是不好。

娜塔莉：我们所有人对好或者不好有不同的观念。

苏茜：那么，你是说：宗教、你的信仰、或者一般的宗教，是让人类变得更好的一种方式吗？

娜塔莉：不是，我不认为上帝会为了让我们变得更好……那就太小看上帝了。

苏茜：嗯。

娜塔莉：我不是那个意思，你知道，他什么都看得到，所以不管你想怎么努力提高——你知道，如果你试图伪装自己，那是没有用的。上帝，他当然知道，他什么都知道，所以假装是没有用的。

苏茜：是的，但是在你的心里，上帝能看到你的弱点或错误，知道是否是真实的，这就是我认为你想说的。你不能逃避事实。

宗教信仰和精神信仰，就像政治敏感性一样，是个体自我意识的一部分。因为在治疗过程中这些问题可能还未解决，所以治疗师首要的职责是尊重它们，当个体感觉到他们的感觉和想法以及他们相信的东西被尊重时，治疗才会有帮助。

娜塔莉：不能，当然不能。

苏茜：在这个吊灯或者说克里斯托弗事件，以及避孕药事件中，你所犯的错误是，不能对你自己和乔什坦白你的犹豫。

上帝不是一个宽恕的神、一个能拉你一把的神吗？

娜塔莉：当然，是的。我不是说听起来像，我是说，哦，也许我只是在骗自己，其实上帝在帮我——对我来说，不和乔什说话更好过一点，这样就可以省去那些艰难的谈话。

苏茜：好吧，你觉得自己没有准备好，你也不想伤害他。你说的还没有准备好其实包含了很多东西，你把他排除在外，不让他知道，他不知道你心里到底在想些什么。也许你都不知道自己想的是什么，因为你现在还把其他的东西堆积在上面了，这让你迷惘，让你心烦意乱。

娜塔莉：迷惘是一个好词。（笑）我觉得很迷惘。

苏茜：嗯。

娜塔莉：我不知道我为什么这么做，今天的谈话我已经说过很多次了，对不起。

苏茜：嗯，我认为治疗室是一个了解你的真实想法的地方，会对你有用。我没有想让你陷入困境，我只是想了解。毕竟，你来这里是因为你很迷惘。

娜塔莉：是的。

苏茜：我们需要看到它，并体验它，而不要害怕它，这样你就可以以某种方式掌握它，直到某些错综复杂的情况变得清晰。

娜塔莉：是的，我不知道这是怎么回事。

苏茜：好吧，我不确定治疗能马上安抚人，但我认为接下来还有很多事情发生。这不仅仅是偶然——你没有停止服避孕药是被某种东西驱使着；你内疚吊灯事件是被什么东西驱使着；你忘记了约会，也是被什么东西驱使着。看到你在这些事情上付出了一定的精力，虽然这可能很难接受，但是它确实给你提供了另一种方式来审视自己，发现是什么激发了这些行为，或者推动了这些行为。如果除了迷惘的感觉，还要说点什么的话，那就是这些了。

娜塔莉：（笑）嗯，确实有一点，有一点，我是说这很不像我，但是我想要以某种方式改变我的生活。那件事如果被我老板知道了，对我没有任何好处，对克里斯托弗也没有任何好处，对不起，噢，天哪，是对乔什没有好处，不是对克里斯托弗，如果乔什发现这件事的话。

苏茜：是的，这对谁都没有好处，但是你在这里私下谈论它，可能对你有些意义。你试图保住你的工作，所以当你弄清楚这是否还有另一层意义时，你就会明白这一点，娜塔莉。

娜塔莉：嗯。

苏茜：因为你告诉我，自从你度过了青少年的叛逆时期，你就一直是一个非常好的人。

娜塔莉：是这样。

苏茜：这就是你振作起来的方式。对于一个已经 32 岁准备生孩子的人来说，也许有些事情并不是像你认为的那样。

娜塔莉：对不起，你能再说一遍吗？

苏茜：好吧，我想说的是，当你还是一个青少年的时候——这是你告诉我的——你搞砸了一些事情。你很叛逆，你决定不去上大学，你陷入了各种各样让你脱离正轨的事情，而你还有你的父母却以为你还在正轨上。然后你振作起来了，找到了一种工作和生活的方式，然后和乔什在一起。这些看起来很不错，但你感觉自己被套住了。所以你对教会产生兴趣，你积极参与其中，因为这给了你一套生活的界限和道德准则。

也许这对你提出的挑战是，你要从内在和好奇的角度去理解这些界限和道德。陷入这种迷茫和困惑是一种成熟的行为。

娜塔莉：成熟的行为！为什么我感觉恰恰相反？

苏茜：是的，我认为这有点让人疑惑，但是如果我们回到那段不可思议的十几岁的叛逆期，你只是翻开了新的一页，其实并没有做什么叛逆的事情，可能有一些东西，你的一部分，被忽略了。

我想我们可能不得不停下来，因为我认为我们现在还了解不了更多。

娜塔莉：好的。

苏茜：你可能会认为这是一个荒唐的构架，但是我想试图弄明白你的迷惘究竟是怎么回事。

娜塔莉：谢谢，谢谢。

苏茜：不客气。

这种迷惘是治疗的面包和黄油。并不总是有简洁的解决方案，不知道为什么会做这些事情，并且为此感到心烦意乱，其实这有利于更深地理解自己的动机、冲突和迷惑。所以当我告诉娜塔莉，我们先把迷惘丢到一边时，我相当乐观地认为一定会有线索，如果我们能抓住这些线索，就能让她找到很久以前"分裂"的自己。

　　娜塔莉说谎这件事，有利于我深入分析她的心理状况。娜塔莉的困难是，为了能处理她面临的矛盾，她从一个"好女孩"，变成一个叛逆的少女，再变成一个"很好的年轻女子"。但在这些不同的自我的转化中，一部分的她变得断绝和分裂。现在的困境是，她该如何整合自己这些不同的部分，使她对教会和乔什的承诺（如果她想维持婚姻的话），能够得以实现。而在善的基础上构成的东西，能与更叛逆的自我意识共存，而不是被驱逐。她的婚外情可能就是她与被隔离的那部分保持联系的一种方式。现在她坐在跷跷板上，她的这一边翘了起来，另一边则在落下，让她感到失望。寻找一种方式来接受自己的不同部分，分裂就可以减轻。

# 第 *4* 章

▼
▼
▼

愤怒和焦虑——其实是羞愧的镜面反应

我该如何应对在法庭上面对这个男人时内心的愤怒和焦虑？如果我也感到内疚，又怎么能审判他？

# 第一次交谈

　　道格拉斯气喘吁吁地按响了我的诊疗室的门铃。他遇到了紧急情况，四处询问应该向谁寻求帮助，现在已经到达我的诊疗室了。道格拉斯64岁，身材很胖，来自中部地区。

　　道格拉斯：你好，苏茜。
　　苏茜：你好。
　　道格拉斯：我是道格拉斯。对不起我迟到了，路上堵车，路又远，所以时间有点紧张。

　　他拍了下手，示意可以开始了。

　　苏茜：来吧，跟我讲讲。
　　道格拉斯：我不知道心理治疗的程序是什么。
　　我以前没有做过心理治疗。正如你从我的邮件上得知的，我从一位朋友那里知道了你，我真的遇到了一些难题，所以想试试这条路。不知道你能不能给我提供一些帮助，帮我解决这个问题。
　　这真是一个令人愤怒的问题，现在已经影响到了我的工作和生活。我非常需要一些建议和帮助，因为我担心这个问题会让我丢了工作。我很担心我在工作中的状态，我需要……我需要帮助。我一直很愤怒，在工作时愤怒，甚至对这个世界愤怒，这个问题一直在我的大脑中盘旋，我真的很需要知道我该怎么办。

　　苏茜：你现在愤怒吗？
　　道格拉斯：啊，是的，我很……我不知道治疗的程序是什么。我不知道该怎么说，该怎么继续。
　　苏茜：你能慢慢说说吗？

道格拉斯：好的。

苏茜：我感兴趣的是，你说你现在愤怒，因为你不知道程序是什么。

道格拉斯：是的。

苏茜：这让你难以承受吗？

道格拉斯：我是说我从来没有遇到过这种情况，以前也从来没有跟任何人聊过心理问题，更别说心理咨询了，所以我很紧张。

苏茜：所以你现在很紧张，是吗？

道格拉斯说他很愤怒，因为他不知道治疗的程序是什么。我发现，了解他的愤怒程度很有必要。对于"理智"的思维来说，对某件事不了解并不直接引发愤怒，所以道格拉斯向我展示了有关他愤怒的另一个层面，这对我很有用。

苏茜：嗯，我会帮助你的。首先我想多了解一下你。

道格拉斯：关于我？

苏茜：是的。

道格拉斯：好吧。我叫道格拉斯·斯坦普利，64 岁，是一名法官。目前我在南沃克皇家刑事法庭接到一个案子，这个案子就是我来这里的原因。因为它开始影响我的工作状态，而且让我感到焦虑。

苏茜：是一个什么案子？

道格拉斯：是一个被指控为重伤他人和进行性贩运的家伙的案子。他加入了一个犯罪团伙，他们一般从东欧国家买入女孩，把她们关在按摩院，一些在伦敦，一些在利兹。他因重伤其中一名女性而被逮捕。他十分下流，他——唉，关于这个案件我不能透露太多，但是我担心我对他的反应会过激。

苏茜：你怎么反应？

道格拉斯：我想杀了他！当然，我不应该这样说，但是……

苏茜：没事，在这里你可以说。

治疗师和客户之间享有特权，即可以对所交谈的事情保密，除非真的遇到危险，那样就要打报告了。如果我们察觉到咨询者明显有触犯刑法的罪行或者伤害自己或他人的意图，那么我们可能会悄悄地打破这特权。

道格拉斯：嗯，好的。呃，我对他愤怒，对他的辩护律师愤怒，对他所代表的一类人愤怒，他背后的那些人是永远也不会被抓捕引渡回国的。我对这个世界的运行方式感到愤怒。新闻里和法庭上发生的事让我焦虑和愤怒，我不知道如何面对这种情绪！

这种情绪快要压垮我了，当然我尽力说得客观一些。我应该平静且理性地主持公道，但是我感觉我正逐渐失去那种能力。

他停止了说话，思维好像漫无目的地飘向了别处。

苏茜：请继续说吧。
道格拉斯：对不起，请原谅。

他又慢慢地讲了起来。

道格拉斯：上周开庭的时候发生了一件以前从未发生的事情。我不得不休庭了一个多小时，在议事室的洗手间里尽量平复我的情绪。我不能继续开庭，因为我的愤怒快要压垮我了。我很担心我会因此失去我的法官职位。
苏茜：在你宣布休庭之前发生了什么吗？
道格拉斯：被告人的辩护律师传唤了一个证人，我称他为"品行见证人"。辩护律师在证人席上盘问他。我完全无法忍受辩护律师的阴谋，为低劣并且凶暴的恶霸找各种借口，企图减轻他的罪名。结果证明"品行见证人"十三四年都没有见过这个他要为之作证的被告人了。于是我在法庭上情绪失控，对辩护律师大发脾气。我大骂那个证人，怒火难以平息，只得暂时休庭。这位辩护律师非常狡猾，他从我的其他案件里了解到我。如果我还控制不住自己，他会要求重审。我很担心我会再次情绪失控。他已经告诉了他的委托人他也许能侥幸逃脱，只判缓刑。

等着瞧吧，他将会发现他会被判无期徒刑。而我担心的是，一旦上诉，我就可能……

苏茜：因为你的愤怒。

道格拉斯：因为我的愤怒，还因为法庭中其他的一些事件，辩护律师可以起诉判决有失偏颇。

苏茜：道格拉斯，你能简要地告诉我辩护律师的论据是什么吗？

道格拉斯：关于他的委托人？

苏茜：是的，关于他的委托人。

道格拉斯：他说被告不是真的暴力，受审中的暴力事件只是一次失常。被告的成长过程很艰辛，而且他现在是一个有家室的男人，如果入狱，就会失去对孩子们的监护权。最让我气愤的是，他装出一副照顾这些被叛卖的女孩，像父亲一样保护她们的形象。我想说，我真的想杀了他！

苏茜：除去让人同情的道德因素，还有其他因素导致你想杀了他吗？这件事有没有其他的方面引起你的共鸣？

这是一个开放性的问题。可能有这样的情况：他有一个侄子，私藏着一个被叛卖的年轻女人；或者有个兄弟，娶了一位泰国新娘。治疗师常常被认为有一双如同 X 射线的眼睛，但事实上我们没有。我们只能提出问题，就像在被治疗者面前放一面镜子，让他们看到真实的自己。

道格拉斯：呃，是的，我觉得他让我回想起我自己。怎么说呢，他伤害这个女人时爆发出的暴力和愤怒，就像我的镜子，让我恼怒。

呃，他……我觉得他，呃……

有一种男人我很厌恶，而且一直很厌恶。我发现我自己并没有在听证词，而是一直看着被告席上的那个人，想象着他的暴力，就好像我认识他，就好像他伤害的人是我。

苏茜：嗯，他伤害了你，因为你觉得他的行为是一种侮辱。但是我觉得你说的是别的意思。

道格拉斯：我有一位牧师朋友，我向他提过这件事。我其实不是一个虔诚的信仰者，但是我太绝望了，我什么都愿意去做，和谁都愿意去说。

他让我看《路加福音》第六章，我照做了，他读了下面两句话，我以前也听过这些话："勿非议他人，自己亦免招非议"和"己所不欲，勿施于人"。这些本来是我恪守的职业信条，但是现在我发现我再也做不到了。面对发生的一切，我真的没法做到。

我想，我要问你的问题是我该如何应对在法庭上面对这个男人时产生的愤怒和焦虑？还有如何面对世界上发动战争制造痛苦的国家领导人和暴力民众？这种情绪让我不知所措，我害怕的不是我会不再明智，而是担心我没有能力完成我的工作——如果我也感到内疚，就像现在这样，又怎么能审判他呢？

即使在我们交谈的那几分钟，道格拉斯也变得深思熟虑起来。他很担心，是的，但是他也在审视自己该如何处理这个问题，如何理解困扰他的情绪不适。我是一个小女子，但是我几乎能感受到我的身体在膨胀，在向他靠近，以便他的困扰能占据我自己，使我感同身受而不会轻视他所感受到的情绪。

苏茜：我们在谈论两种不同的伤害。我们谈论的是你对世界上正在发生的事情以及那个被告在世界上所做的事情的感受。我在想你在这个世界上做了什么，或者你在你自己的生活中做了什么，使你困扰，是做了什么暴力的事情或者不符合你的道德观的事情吗？

你觉得我这么说对吗？

道格拉斯：是的，我想是吧。不好意思，我的司机在外面，我得走了。

苏茜：没关系，但是为了帮助你，我需要知道这个问题的答案，道格拉斯。

道格拉斯：嗯，好吧，我想我们都有秘密，我的秘密在这次审讯中因为这个男人浮现出来了。尽管我鄙视他，但他只是给想从这些女孩那里购买性服务的男人们提供了一个市场，只要你想去。这种事情我也做过。

苏茜：所以是这个原因使你恨自己吗？

道格拉斯：我恨的是我对这个男人的愤怒。

苏茜：好的，我明白，但是我们能更好地分析一下吗？或者全面地分析一下？

道格拉斯：分析？

苏茜：怎么说呢？你知道，读书的时候我们学习语法，就是把我们说的话，分解成不同的词类。

道格拉斯：是这样啊，分析。

苏茜：你说你恨自己是因为……

道格拉斯：我恨我自己给这个人做的事找了一个理由，如果这样我如何能审判他呢？（拍了一下手，长时间的停顿）

我是一名法官，我必须审判他。

苏茜：所以当你告诉我这个的时候，我觉察到另一种感觉，那不是愤怒，那是一种羞耻和受伤的感觉。对吗？

道格拉斯：不错，我深感羞愧。

苏茜：你为这种行为感到羞愧，你为你自己感到羞愧。你无法找到任何理由原谅自己，是这样吗？

道格拉斯：对，我为这种行为感到羞愧，我对自己表现出来的虚伪感到羞愧。我很羞愧——我很——我觉得性交易很可耻。嗯，我觉得，这个案件让我的这些感受浮出水面。我感到羞愧，而且我发现我的羞愧变成了对他的愤怒，导致我在法庭上无法分辨出这两种情绪。从某种意义上说，我应该判他无罪，（拍了一下手），判他缓刑。

我没有时间和道格拉斯一起解开他对性交易行为感到羞耻的心结。他的羞愧感驱使他去攻击，似乎是为了让他尽可能地远离这一切。与此同时，他对自身的反思使他把自己归属到人贩子这一类。由于我们刚刚开始探讨这些棘手的状况，他的想法现在还是乱成一团。

苏茜：这个案子还要多久结案？

道格拉斯：大概还要一个星期。下周初陪审团将退庭，然后我希望——他会被判有罪。（拍了一下手）在那之前我要向陪审团总结陈词，接下来审讯结束后差不多两天我就要判决。

苏茜：好吧。我能建议我们再见面吗，尽快？

道格拉斯：好的。

苏茜：在你总结陈词之前，可以吗？

道格拉斯：没问题。

苏茜：我觉得，你已经有些头绪了，这一点很重要。如果我们能稍微放松一下，你可能会觉得在法庭上更有安全感。那么下周一你再来吧。

道格拉斯：好的。

苏茜：开庭之前来。

道格拉斯：很早吗？

苏茜：是的，8:30 过来吧。

道格拉斯：我知道你是一位女权主义者。我看过你写的书的题目，虽然很惭愧我还没有时间拜读。我希望你不会对我愤怒，像我对那个人愤怒那样。

苏茜：下周见。

道格拉斯在寻求安慰，希望我别评判他，这个可以理解。也许读者想知道，为什么我不能用安慰的话来回应他。我觉得后面关于我是一名女权主义者的评论让我们转移了话题，从道格拉斯之前谈论的话题中走了出来，转移到评判这个问题上。我不想增加他的不安，但我觉得我需要缓和他之前对自己的评判。我提出下周再为他进行一次治疗，希望这一次的治疗能发现更多的信息。至于评判这个问题，他作为评判者，我也作为评判者，这些有趣的问题都在我的脑海中，我期望这会成为我们之后谈话的一部分。

道格拉斯处于紧急的情况之下。通常是这样的，当紧急情况发生的时候，根本没有精力顾及以前。能顾到的只有紧急的现在，紧迫感是驱使他的动力。而现在的问题是，治疗师在紧急情况发生的时候应该如何应对。

我知道我没办法提供一个解决方案。然而，即使在第一轮的治疗中，我也希望一切慢下来，多给他一点思考空间，这样他就不会被愤怒和担心行为不当的情绪所压倒。显然，在这个过程中，我们不会像一些同事那样，建议患者上某个行动指南课程。我们会想办法拓宽他的思路，他的情感和他应对困难的立场。

我想让他慢下来，让我能找到一种进入他的世界的方式，了解他的心理，他的思维，他的身体，他的感受是怎样的。如果治疗师要和某个治疗对象持续地合作，那么他或她就必须尽可能地了解这个人的经历，必须"穿着此人的鞋子走路"。我们必须深入思考对方人生受到阻碍、陷入绝望的种种关联因素。

# 第二次交谈

道格拉斯：你好。

苏茜：你好，道格拉斯。

道格拉斯：很高兴再次见到你。

苏茜：我也是。

道格拉斯：谢谢。再一次感谢你。我一个半小时后就要上法庭，然后我要总结陈词。该怎么审判这个挑战了我的心理极限的男人我不得不做决定了。我真的进退两难，因为我想狠狠地惩罚一下他。而且我觉得我自己也该被惩罚。如果我对他仁慈那就太不公平了，因为这个人犯了大罪；然而如果我对他冷酷，我就是一个彻头彻尾的伪君子，因为他现在在做的事，我其实也参与过。

苏茜：你能告诉我关于你和被他拐卖的女性之间的关系吗？

道格拉斯：我和她们之间的关系？

苏茜：是的，和你花钱买性服务的那些女性的关系。

道格拉斯：天哪！你看，我想我一直不太明白为什么世界上一些认为是错的事情就是错的。

在我年轻的时候，我对用这种方式"使用"女性并不感到一丝罪恶。

好吧，这样说也不完全对。

治疗的神奇之处在于，它能让患者回顾过去，反省自己的行为和动机。治疗不是一个线性的过程，咨询的问题也不是按照时间顺序。治疗是让患者产生联想，思考心灵阻塞的地方，思考问题焦点，以及不同方面面临的困惑。当治疗师问一个问题时，回答本身并不重要，重要的是能给患者什么启示。

　　苏茜：嗯。

　　道格拉斯：当然，我跟这些女孩的关系相当敷衍，因为不必去了解她们。但我确实对某个女孩有过浪漫的幻想，这在某种程度上让我感到没有罪恶感。因为，我认为我把她们当成平等的人一样对待，我不是暴力者，还付给她们很多钱。我让其中一个女孩出来和我见面，你知道的，她拒绝了。在我和这些女孩的关系上，我觉得我是很仁慈的。有个波兰女孩我知道得多一点，我察觉到她确实是被拐卖和利用的，她想要我帮她。事实上，她是我通过这种渠道见过的最后一个女孩。

　　苏茜：那最近呢？

　　道格拉斯：这是很久以前的事，十年以前。嗯，我感到愧对她，当时我没有这种意识。但那时我察觉到她很害怕，她遇到麻烦了，并且想要逃离，逃离现在法庭上那个站在我面前的被告席上的人的魔爪。

　　但我让她失望了，因为我什么也没有做。

　　我觉得如果我被发现做这样的事情，我会感到羞愧和尴尬。所以我不再过那样的生活，把过去埋藏起来，重新开始。在过去的一周里，我听到这些女孩的遭遇，也激起了我曾经内心的矛盾情绪。其实我想要爱情，但是我却为性买单，还认为这种行为毫无问题。所以突然间，想到这个男人，我就怒火中烧，并且意识到这种行为很有问题。

　　苏茜：因为他不仅仅利用这些女人做赚钱的工具，他还利用了她们对爱的渴望和男人对爱的需要。

　　道格拉斯：是的，正是如此，这就是为什么我会说起你是一位女权主义者，我还跟你谈论了这些事情。当然我没有告诉他们我自己也参与了。但是有时候，我发现有些人，他们认为女人是受害者，不认为男人是受害者。

　　苏茜：那么，你可以把自己看成受害者吗？

道格拉斯：是的，我可以，但是我怎么能成为受害者呢？

苏茜：你可以再想一会儿吗，不要这么快下结论？这对于你来说是一个新的观点，道格拉斯。你能多花一点时间考虑一下吗？

道格拉斯：好的，我同意你说的。我的意思是我同意，已经同意了。你说得对。

道格拉斯的声音充满怒气，整个身体燃烧起来了。他的某些弱点开始显现，使他感到不安。我仍然带着这个使命，帮他看清愤怒是怎样变成一个"箱子"，装载着各种不同的情绪。

苏茜：你刚刚向我展示了产生愤怒的一种原因，这个很有用。

道格拉斯：我感觉你会评价我，惩罚我。

苏茜：事实上，我更有兴趣试图去理解，还有……

道格拉斯：我觉得你像——我来找你并不是一个意外。

苏茜：什么？你来就是为了受一名女权主义者的惩罚？这样的话你付的钱太多了。

道格拉斯：我坐在法官席上的时候感觉自己很强大。嗯，我很清楚自己的力量，同时也觉得自己像个孤独的孩子。

苏茜：像个孤独的孩子？

道格拉斯：是的，我坐在那里，感觉自己就像一个戴着假发的滑稽的 10 岁小孩。事实上不是 10 岁，更像 16 岁。嗯，不可能的——我怎么能做这个工作？我怎么能评判人们的情绪与行为，我自己都如此困惑，而且我想……我知道你是一位女权主义者，你是一名女性，我觉得，呃，是的，我不知道怎么说。

苏茜：你觉得你真的是来这里受批判的吗？

道格拉斯：我希望……

苏茜：除非你认为批判是一种帮助。

道格拉斯：不，不是帮助。

苏茜：那好，所以我认为你……

道格拉斯：我是说我之前做的很糟糕，我现在做的也很糟糕，还有……

　　苏茜：好的，我对这很感兴趣，而且我希望我们能逐渐理解这种感受。但是此刻我脑中出现了一个印象深刻的画面。你刚刚给我，给我们描述的一个穿戴滑稽的年轻人坐在那里的情景。

　　道格拉斯：嗯。

　　苏茜：就好像那个年纪你不可能有弱点，就好像你不得不以某种方式减少你的弱点，把自己当成一个16岁的孩子，而不是一个有一份重要的工作而且有着复杂情绪的成年人。

　　道格拉斯：我认为不同的是，为这个男人辩护的律师——其实，我了解他的一些情况，他的感情生活非常复杂，当我听到他讲话，当我看到他本人时，他实在令我讨厌。就好像我带着复杂的情绪审视一个有过不少风流韵事的成年人。他让我感觉自己像个孩子，这就是不同。我感觉自己不像一个内心脆弱的成年人，而像一个孩子一样坐在那里，我感受到我的愤怒。当我不得不宣布休庭的时候，我泪流满面，就像一个被暴风骤雨般的情绪折磨的孩子，我无法控制自己，孤立无助，不知道该怎么办。

　　苏茜：事实上你选择休庭是非常明智的，是吗？

　　道格拉斯：好吧，我想说，这不明智……

　　苏茜：你已经尽力关照全局了，尽力关照……

　　道格拉斯：我不明智，我一点也不明智。只是，如果我不这样做，我可能会在法庭上哭出来。

　　苏茜：是吧，我想事情还没有发展得无法控制，所以其实你知道……

　　道格拉斯：也许吧，可能会……

　　苏茜：你知道自己可能会哭出来，这个事实帮了我们大忙，因为哭泣和愤怒完全不同。

　　道格拉斯：它们如影随行。

　　苏茜：哦，是吗？

　　道格拉斯：愤怒导致悲伤，悲伤会导致愤怒。是的，它们如影随行，一个是另一个的反面，就像硬币的两面。

　　苏茜：我对你说的很感兴趣，如果只有一点生气就不会明显表达出来。到目前为止，你告诉我的是愤怒，是一种表达，而哭泣是隐藏起来的。

道格拉斯：是的，我不能在法庭上哭。

苏茜：是的，我同意。但是我认为你其实在内心的某个角落偷偷地哭泣，这种隐藏起来的感受给你造成了困扰。

道格拉斯：也许吧。

苏茜：所以这比愤怒还要糟糕，我不是指在公众场所哭很糟糕，而是在你的内心深处哭更糟糕。

道格拉斯：对。

现在我觉得我们已经做了一些分析。我们能够把捆绑在道格拉斯身上对愤怒的反应拆开。我们能识别他对自己过去行为的羞愧，对人贩子的厌恶，对他人和自己的不正当行为的感受，以及对自己困境的哀伤。我没有注意到他所知道的辩护律师的"复杂的感情生活"，因为它会破坏他对自我弱点的认识，而他对自己的认识才是首要的。我感兴趣的是，当道格拉斯被不安、愤怒和困惑的情绪包围时，他所看到的或投射到辩护律师身上的东西，而他却没有意识到这些。为了更好地探索那些构成他愤怒的情绪，我暂且把这个问题放到一边。

在我们第一次治疗中，道格拉斯的愤怒源于他不知道治疗的过程是如何运作的。

现在某些因素给他留下了创伤，这种因素叫作"愤怒"。它就像一种压力，处于一堆矛盾的情绪之上。

苏茜：你在很多方面受到了伤害。你很困惑，愤怒只是你的一种托词，你想要努力振作起来，但是因为已经有了"裂缝"，你无能为力。

道格拉斯：嗯，是的……我，呃，你说得对。

苏茜：我们马上就要结束谈话了，但是我在思考一件事情，这件事让我们很难做出总结，那就是你想对这些女孩、这些女人表示同情，但是你对自己都怜悯心不足。所以你会暴怒，这就是让你陷入困境的原因之一。

道格拉斯：是的，因为我想惩罚他，我想狠狠地惩罚他，所以……

　　苏茜：但是如果换一种方式谈论这些女人的生活，是否会缓解这种情绪？

　　道格拉斯：什么方式？

　　苏茜：其实，我不擅长总结，但是我考虑的不仅仅是合不合法这个核心问题，还考虑这个事实——这些你觉得被剥削的女人，让你受到了很大影响。有没有一种方式能让你重新审视她们？

　　道格拉斯：哦。

　　苏茜：这可能会让你有更多的空间，这样愤怒就不会压垮你。

　　道格拉斯：是的，没错，我觉得我是这样的。有一天我做了一个梦。我梦见自己在法庭上，有一个人从我身后站起来。他说，我知道你做过什么。所以，我怎么能判断那个人有罪，我怎么能判断他有罪？我正在为他的暴力行为量刑，我在给他量刑，因为他太过残忍，缺乏同情心。

　　苏茜：是的，但那个男人是因为重伤罪被起诉的，还因为拐卖人口，到处拐骗一些女性，然后贩卖到国外。

　　道格拉斯：是的，但是……

　　苏茜：这些女人的弱点，以及她们所经受的打击，这些都是你试图解决的问题。

　　道格拉斯：是的。

　　苏茜：私下里来说，这其实也是你的弱点，也是那些想从她们身上得到些什么的男人的弱点。

　　好吧，我们现在要结束了。我们周三再见，然后如果这次突发事件过后你还想继续聊，我们再来安排。

　　道格拉斯：好的，很好。谢谢。

　　苏茜：不客气。

　　道格拉斯：当我在法庭上时，我会想起你说的话的。谢谢。

　　当读到这些记录时，我发现这两次交谈过程有些匆忙，但是在治疗室里，我们已经建立了一种关系，这种关系能打开某些思考和体验的空间，帮助道格拉斯赶走内心的孤独和恐惧。在治疗中他能考虑到将会发生什么，这一点让我感动。我非常希望他能够把那个穿戴滑稽的 16 岁孩子和这个早已步入中年的男人连接起来。在短时间内，对他的困难表示同情，并帮他分辨这些困难，这个很重要。随着治疗的进行，我感觉我们谈到的那些话题都会深入探讨，我们回顾他的人生历程，思考是什么使他内心受到了困扰。

　　我知道对抗疗法是治疗方法的一种，另一种是精神分析治疗法。对于个人来说，我们希望评判一件事是对还是错。犯罪行为必须遭到惩处。治疗过程中，我们听到许多真相，而每个真相重要性不一。道格拉斯总结的一些真相涉及到法律因素，因此，他希望在治疗室接受评判，这也不足为怪。这与他的工作性质有关，同时也因为他不习惯咨询室的只理解而不评判的思考模式。

# 第 *5* 章

▼
▼

移情别恋——缺爱的表现

> 恋爱让我们感到快乐、幸福，心也仿佛变得年轻，但除了爱，还有许多令我们幸福的事情……

## 第 一 次 交 谈

　　约翰六十多岁，已经退休了，退休之前是铁路部门工会的一名官员。他的第二任妻子离开了他，他绝望地来到我这里。到现在我和他见面已经有 18 个月了。

　　他是个热情的人，带着谦和的笑容。第一次在治疗室见到他的时候，他大腹便便，步履沉重。他个子高大，身材肥胖。我总是听到他气喘吁吁地爬上长长的楼梯来到我的治疗室。尽管上气不接下气，但他总是在坐下之前就开始说话。

　　约翰：噢，天气多好啊。今天早上我很高兴。太阳——我知道今天很冷，但我喜欢这样的天气。很清爽，让你精神振奋。我感觉很好。

　　嗯，我总是觉得很难开口说话，我知道治疗室的方式是这样，嗯，嗯……

　　你知道，我第一次来这里的时候，我感觉不是我自己，感觉不太对。但这对我来说真的很有效，跟你说话……嗯……

　　在遇见你之前，我从来没有做过这样的事。我和你谈过一些，很私密的话，从未对任何人说过的话，甚至和我的前妻都没有说过。所以，总之……

　　嗯，这就是为什么我今天早上感到很高兴，因为我出门了，然后太阳出来了，我想我真的，真的很喜欢我们正在做的事情。

　　苏茜：嗯。

　　约翰：事实上我想问你一件事，因为……嗯……这是我看过的一个关于治疗师的纪录片，里面说——喔，你知道，我每周来一次——我的意思是，电影里是这样说的，有些人喜欢每天去做心理治疗。六个月前，一年前，我可能会想——这些人真荒谬，真可笑。但是后来，或者准确说现在，我觉得，也许我想经常来这里见你。我不知道你见别人的频率是怎样的，但是，来这里和你聊天真的让我很放松，而且我想一周能来三到四次，因为在这里（捶胸），我觉得有好多东西想跟你聊。

当我在阳光下朝这里走的时候，我想，我真的很想见到苏茜，我想多见见她，多跟她谈谈这些事情。我 66 岁了，但是我感觉就像一个年轻人朝这里走来。

苏茜：嗯。

在这一点上，我没有回应约翰的请求。我没有进一步追究，因为我觉得他会告诉我更多有关这种冲动的事情。每周来两次也许有意义，但我不确定。每周见面一次，留有时间消化两次见面之间的事情，这种节奏直到现在都感觉很好。

约翰：而且我想，为什么不呢，你知道。我不想浪费我剩下的时间。我想，我想我的生活要向前走。所以我想来这里的次数多一点，而且我还想——我能不能在治疗室外见到你？

我的意思是，很可能这一提议不合规则，但是——我没有很多朋友，不过我并不孤单，我不常跟别人一起出去。而且我会做一些事情，例如，远足，有时我会看一场电影。但是我觉得唯一一个我想与之分享的人就是你。

苏茜：嗯。

我没有想到会是这样。

当然，对于一个治疗中的人来说，想要多见见治疗师是很正常的。外部世界发生的事情与治疗师发生联系，这也是很正常的。

治疗关系是发现情绪真相和建立联系的平台，它还没有转移到外面的世界中去。所以重要的是被治疗师理解，这种理解可以发挥巨大的力量。所以，正如约翰所说，他想要分享他看到的美好的东西、他的反思、他现在突然产生的体验。

约翰：我知道我可能不该这么说……

苏茜：你能说出你在想什么，这很有帮助。

约翰：是的。

苏茜：我觉得你告诉我的是，能说出你想说的话，体会你想说的话，重新审视事物，让你感到兴奋和欣慰，不管是在这个治疗室里还是在外面。

约翰：是的。

苏茜：而且你总是行色匆匆，你其实想好好地生活。

约翰：是的，是的，因为我曾经经常半死不活地到处乱转。你知道，这么多年了……我想要——我总是匆匆忙忙，你知道，你说过没有什么我不能说的，也没有什么我不应该说的，所以我必须说出来。我爱你，苏茜，我爱你。

苏茜：嗯。

约翰：我知道，这样不对，这样不好，我知道。

不在这里的时候，我一直想着你。我在很多年以前曾经对一个女人有过这样的感觉，但那种感觉持续不是很久。

我想过了，我想我不会再这样说了，因为这很愚蠢，但是我真的，我真的很爱你。我爱上你了，这就是为什么我想来这里，为什么我想在治疗室外看到你。我想和你分享我的生活，我知道，我对你有这样的感觉。我爱你，发自我的内心。

我往这里走的时候我就在想，我必须告诉她，我要告诉苏茜我爱上她了。很抱歉，就是这样。

苏茜：我认为你说的很重要。我不想在你说的这些事上插一刀，但我在想为什么这种感觉很重要，为什么我们的关系会如此有吸引力……

约翰：是吗？

苏茜：是因为，因为在和你的关系中，我在倾听，我在思考，我对你正在经历的挣扎感同身受。而这个，约翰，我们不能把它转移到咨询室外面去。

这是一个微妙的时刻。整个见面过程都很微妙。约翰发现自己迷恋上了我，我必须找到一种方式来认可他的感受，无论如何都不能伤害到他。如果在平常的情况下一份爱的宣言没有得到回报，那么可能会令人感到尴尬。而这并不是普通的情况。说起病人爱上他们的治疗师，其实是老生常谈。但是，关于感情的强度和可以唤起的感觉（对于双方）是有据可依的，因为治疗室提供了一个亲密并且封闭的空间。

治疗师也会发生情感反应，有时由精神分析对象某些方面的原因导致。我不是说以性的方式表示，从某种意义上来说，这是一种深切的情感，一种理解和接触的渴望，一种建立连接和帮助的愿望，这些都是我的经历中的一些显著的特征。为了某个治疗者倾注大量的时间，帮其度过难关，我们在治疗过程中，会频繁见面，努力改变，不断克服挑战，由此，一种爱慕之情便油然而生。

在约翰的例子中，我对他的挣扎感到深深的敬意。他的温暖感动了我，他渴望去修复那些有问题的地方。但是他所说的爱，并未在我心中产生。

约翰：但是我觉得我们之间可以有爱啊。

现在我们在弗洛伊德精神分析领域。诚然，弗洛伊德和布罗伊尔 19 世纪末率先倡导的谈话疗法的发展取决于能够理解治疗中的现象，将这种现象列为治疗关系的一个特点，然后再用其开展治疗。

他们称之为移情的现象描述了一种精神分析对象常会产生的对治疗师的强烈情感。这些情感包括爱和渴望，但也可能包括仇恨和漠视。这种情感也发生在其他类似关系中，但精神分析的特别之处在于，它研究的是那些被转移到治疗师身上的情感，以及如何利用这些情感。

移情可以被理解为个体潜意识中对于关系的本质的反映。这是他或她的经历的体现，关于亲密关系——主要在家庭中学到的——是如何发展的。但这并不简单。早期的经历塑造了个体对人际关系的期望，这种心理印记在不知不觉中被强加于新的恋爱关系中。这就意味着，有的人可能把老师当作父亲，或者把女朋友当母亲一样对待，却意识不到这一点。在这一新型关系中，患者见到"爱人"实际的情况与他内心的（通常是无意识的）曾经经历的重要关系的印象会产生冲突，患者因而会在内心出现斗争。

让事情变得更复杂的是，人们常常希望一段新的关系能够修复以前的伤害和失望，而同时又会把新的一段关系改写成已经发生过的关系。

如果一个人开局不顺，爱情关系也会艰难。可以这么理解：他们对另一位会过度评估，而当他们发现对方只是普通人时，便无所适从。一旦发现自己曾经仰慕的人跌落白马，那人的"身价"也降低了，但随后，这些事情会很快忘却，这个人又恢复为能够理解、治疗自己，发挥神奇力量的人了。这种移情作用是对早期重要关系的投射。治疗师不被视为独立的个体，也不是心理上的救生索，而是成为他们渴望被接纳和被爱的对象。

当然，人们对被接纳的渴望可能隐藏在"尖刺"背后。它通过精神分析对象的一些情绪表现出来，例如，生气、不屑或轻蔑，或者通过一种热情的爱恋。在治疗过程中出现的移情会发生变化，成为实现心理治疗的一个维度。治疗师通过分析并与精神分析对象分享这些信息，来阐明可能会发生的无意识的过程和可能引发的事件。

弗洛伊德认为，对爱情移情的研究是可以预见的。他预料他在治疗中见到的很多女人会爱上他。他对此的看法很有启发性。关于这个问题他写了一篇非常重要的论文，这篇论文已经被精神分析学家讨论过很多次了，他把移情的爱看成是个人逃避治疗的一种方式。弗洛伊德认为，通过"爱上"治疗师，在他们遇到困难时，他们就会拒绝看到无意识的过程在起作用。他们"爱上"是为了回避，渴望被一个拥有权威的温暖的父亲的形象所拯救，而不是去调查他们内心父亲关系的内在化，让自己成为孩子而不是父亲的伴侣。

我把约翰的"爱上"看作是他喜悦的一种表达，他发现他可以被理解，并且可以再次向世界敞开内心。我认为这不会给治疗过程带来阻碍，而是作为一种标志，正如他所说，标志他的重生。这发生在我身上一定是因为我们已经建立了一种重要的联系。我为他的"重生"感到激动；我珍视它，因为它让我看到了工作的回报。我完全相信，这种渴望会在他的一段关系中出现，而这种关系是有可能实现的。

苏茜：你认为有可能吗？约翰，你打开了心扉会害怕失去吗？

我了解发生在你身上的事情，尤其是对我的感觉，这是到这里接受治疗引发的，你迟早会把这种激情和欲望带到治疗室之外的日常生活中去。

我觉得你把它看成与我有关，而不是我们正在一起做的事情，以及它怎样……

约翰：是吗？

苏茜：……让你感觉到一种不一样的自信或者真实或者……

约翰：（垂头丧气的）好吧，你不会。你没有感觉到，是吗？

嗯，我……嗯……当我一路走来的时候，我回想起我们聊过的所有事情，那些出了问题的事情。我知道，你说我是在拿你作为摆脱这些事情的一种方法……我想我会说出来，因为我觉得这关于你，苏茜……嗯，而且我觉得我不得不说出来，我不能忍受如果你——（哭了）——如果你说不。问题是，我知道这很愚蠢，但我真的爱你（大哭），对不起。

苏茜：我觉得你不需要说"对不起"，这并不是说我没有受到你所说的影响或感动。

我想要指出的是，这是关于失去，不仅是你的女儿梅格，还有你的第一任妻子和……

约翰：是的，但是……

苏茜：……你很痛苦，因为你不能待在她们身边，因为……

约翰：是的，我尝试过，但是……

苏茜：是的，但不只是你，她们恐怕也不能，这是……

约翰：这就是为什么我和你交流得很好，和她们在一起的时候却无法沟通。

苏茜：是的，因为我的身份不是妻子。

约翰：我知道，但是……

苏茜：我不是一位伴侣。我是一位伙伴，我在帮助你发现你那些不再具有生活热情的方面。你对自己的生活产生了兴趣，所以你变得很好奇。你开始有激情，有一颗跳动的心，你的感官和情感都被打开了。

约翰：是的。

　　苏茜：在这种背景下，我们一起相处了很长时间。

　　约翰：但我想你，想象你在床上，我很抱歉，我真的，我真的很想和你做爱。

　　苏茜：嗯。

　　约翰：而且我……

　　苏茜：但是如果我说，你想表达你的感激之情，这样说有意义吗？

　　我想我们可以珍惜这一点，我很高兴你感到在这里你受到关爱、关心和在乎。

　　约翰：是的。

　　苏茜：你知道我是多么认真地对待你的烦恼。

　　约翰：是的，我知道。

　　苏茜：而且你知道，那些为你改变的事物，让我们深感安慰。

　　约翰：是的。

　　苏茜：但是我认为我们要一起坚持，只有……

　　约翰：是的，嗯……

　　苏茜：那是不可能的，而且我想继续给你做治疗。

　　约翰：是的……是的……不，对不起。

　　你不会把我踢出去或者把我赶走吧，因为来这里对我来说意义重大。天哪，我现在感觉糟透了。（笑）

　　苏茜：我们可以反过来看吗？我能说这是出于我对你的关心吗？我在做我的工作，约翰，这是我能为你做的最好的事情。

　　至于感到抱歉或觉得愚蠢，我知道这很不舒服，而且出现这样的想法的部分原因是由于我们在这里所进行的交谈。

　　重要的是，你没有抑制这种感觉，因为它具有一定的意义，而且它会以一种我们未知的不同的方式展现出来。

　　约翰：是的，是的……嗯……

　　苏茜：我们下周见，和往常一样。

　　约翰：好的，好的，我们下周见。

　　对不起，我是说我不遗憾，但是我很抱歉，你明白我的意思吧。

　　我——你知道，当我第一次来这里的时候，我简直不知道说什么——

（笑），而且我在想，如果某些人看到我，他们一定会狠狠地嘲笑我。约翰在做心理治疗，多好笑啊，而且我根本不知道该说什么。我毫无头绪，我很——我不恨你，但我觉得，我感觉你就像一位老师。今天早上我想，今天阳光这么好，天哪，这么多个月以来，现在我等不及到这里来和你交谈。你总是说——你很棒，你从来没有责备我。你总是那么有耐心，你总是说，尽量说，尽量表达，我就像今天早上，好吧，我会……多好啊，我要去苏茜那里，但是——好吧，我想走出去，我想我会走出去，跳下台阶，然后……

苏茜：约翰，你出门，跳下台阶，因为你觉醒了，你感觉到了，你分享了你的感受，然后发生了这一切。我们正在做的事情关系到你的余生。

约翰：是的。

苏茜：嗯。

约翰：是的。

苏茜：好了，我们下周见。

约翰：好的。你现在就是我的生命，但我不是你的。

我不想让你难堪。我很愚蠢，我要惩罚一下我自己（拍手腕）。我不会再提想带你去河边之类的话，但是你对我很重要，我很高兴我把我想说的说出来了。

苏茜：约翰，下周见。

约翰：好的，谢谢你，再见。

苏茜：拜拜。


约翰心事重重地走了。他很失望，是的，而且不只是失望。我对这次治疗的方向感到惊讶。然而能让治疗师保持警惕的就是惊讶。我们永远不知道接下来会发生什么，因为治疗是一种颠覆性的谈话，它会伴随着恐惧，绝望或希望。我们跟随病人的感觉、想法、节奏、声音的音色，寻找连接的方式。即使我们可能会，像这个例子中的约翰，去拒绝他的愿望。

很多治疗涉及理想的幻灭。我们倾听对方说什么，以及怎么说，我们了解治疗室里的这个人是怎么和我们相处的，然后我们把这些信息结合在一起。我们不会把他们叙述的故事像泡沫一样一层一层地戳破，而是把它翻出来，从意想不到的角度去观察，加入我们所了解到的情况——个体是如何理解他或她的处境的。在这一努力中，我们从指责的情境——我的妻子不理解我，我的父母很冷酷，疏忽我的感受——转向更微妙的描述：从他们的心理和社会环境以及他们的能力来看，他们究竟是谁。

同约翰这个例子一样，阶级结构也被考虑在内，就像那些影响我们的世界、影响我们的父母以及我们所爱的人的世界的宏大事件一样，来看个人的思想、感情、身体和自我意识是如何在历史和社会中锻造出来的。这让我们远离了天真的想法，变得更加复杂，导致这个充满好奇的并具有启发性的理想破灭了。这种具有启发性的幻灭，使个人能够置身于现实之中，而不去幻想他们是谁，或者他们有多么努力。他们可以以新的方式看待他们的过去，并且拥有更丰富的现在。

# 第二次交谈

这次治疗距离上次有 4 个月了。在上次治疗中，约翰向我表达了他对我的爱，他希望能在治疗室之外见到我。从那以后，我们一直在一起合作，谈得最多的是他那个几乎不怎么来往的女儿、他早年的家庭生活和他的婚姻。

苏茜：你好。

约翰：你好，我是约翰。

苏茜：嗨，约翰。

约翰：嗨，苏茜，天气真好啊！

苏茜：确实不错。

约翰：我有点喘不过气来。我今天有点尴尬。

嗯，你看，事情是这样的，我几周前见过一个人，我想谈谈这个。我还没告诉你，但这事一直在我的脑海中。我想我还是要告诉你，跟你说这个我真的感到有点羞愧。

约翰认识到，当他感觉到尴尬或不愿与我分享的时候，这是一个信号，提醒他需要说出来。然后他就说出一连串事件。

约翰：我遇到了一个女孩，她叫赫娃，是波兰人。我是如何认识她的，我很不好意思和你讲这个。我们还没有谈过性方面的话题，我想我现在可能要说到这个，你知道，她，因为我觉得你可能会反对我，和这个女孩的关系。我还是要谈谈，但是，嗯，我很害怕你会生气或者不赞成我做的事，因为她——我是在一个按摩院见到的她。我不是，事实上，我第一次见到她是在一家咖啡馆，后来我去了她工作的地方。我并不想去那种地方，嗯，我没有想去，但她邀请我去。当我和她在咖啡馆聊天的时候，她微笑的样子一直萦绕在我心里，然后我就想如果我想多见到她，唯一的方法就是去她工作的地方。于是两天以后我去了。我在想，我只是去那里和她说说话，呃，但是事实上却不是这样。总之，那天晚上以后，过去的三周里我们经常见面。而且，她是一个可爱的女孩。我很尴尬，因为她比我小得多。很明显，现在到了这一步，我必须做决定了，因为她想和我在一起，我想。

她有一个 8 岁的小男孩，我很喜欢他。但是她想要的比我能给她的多，或者说她希望我给予她更多。虽然我很喜欢她，她是一个可爱的女孩，但是我觉得，嗯，我遇到她以后的几次治疗中，我都没有提到这件事，只是因为我感到惭愧。我有点害怕你反对，因为你说的话对于我来说很重要。我觉得我就像做了坏事，你知道，就像我马上要受到惩罚一样，嗯，嗯……

苏茜：你说的坏事是指什么？是指遇到某个人，还是……

约翰：不是，是指我遇见她的方式，像交易。

苏茜：身体上的舒适和性的释放。

约翰：是的，没错。

苏茜：嗯。

约翰：身体上的舒适，是的。然后，你知道，我一直在说，好吧，我来买牛奶，我买面包，我给你买这个，我支付乘坐公共汽车的钱，我为什么不付钱呢？你是一位著名的女权主义者，我也见过很多女权主义的女性。我一直有些女权主义的意识。你知道在工党、工会里我们都试着正确地对待女性、尊重女性，嗯……

苏茜：这很好，约翰，但是我们能不能把它当成我们之间的秘密，你可以告诉我发生了什么事。你被她的笑容迷住了，你去了按摩院。

约翰：是的。

苏茜：你经常去按摩院，还是在按摩院外面见她？

约翰：不，我在按摩院外面见她，是的。我只去过那里一次。

苏茜：好的，那么我们能不能先不判断这样好或不好，这样我就能理解你所处的困境了？

约翰：好的，因为我确实需要，我需要，是的，我需要和你谈谈这个问题。总之，这有点讽刺，因为，正如你所知道的，我一直想要一种亲密、亲近的关系。我在这个女孩这里找到了，我的意思是虽然只认识几周的时间，但是她很随和，她非常随和，而现在我却感觉我想要离开。

苏茜：嗯。

约翰：我感到内疚，我感觉很糟糕，因为她现在有点依赖我了，而……

苏茜：你能让我了解一下两周内发生的事情吗？她是怎么从和你恋爱转向依赖你的？这是正在发生的事情，还是你害怕发生的事情？

约翰：是的，虽然还没有发生，但我能感觉到将会是这样。她，呃，还有她的小男孩。我觉得她很快把我看成是她一直等待的那个人。她说，你不像那些混蛋。抱歉，我说的有点粗鲁了。她说的是她在按摩院见到的那些人。她说，他们大多数是醉醺醺的，年轻又愚蠢，她鄙视他们。

我代表了一种不同类型的客户，因为我想和她说话，想了解她的情况，也想了解性方面的问题，她，嗯，她好像喜欢我这样。

苏茜：嗯。

约翰：你知道，就像一个快要淹死的人看到一块木板。我想她把我看作是她的救世主，我的意思是，她的生活中有很多麻烦。这个男孩的父亲是一个可怕的酒鬼加恶棍，他现在还在波兰。她想摆脱她现在从事的工作，她做这个是因为收入高。她没有资格证书，所以找不到一份专业的工作，嗯，是这样。你知道吗，她的祖父认识莱赫·瓦文萨。

苏茜：是吗？

约翰：她来自格但斯克。她告诉我这些的时候，我在想，天哪，这就像是社会主义天堂，亲密关系，历史和政治。我曾到过波兰，参观了造船厂。

苏茜：嗯。

约翰：就好像我进入了我生命中的一段美妙旅程。

苏茜：嗯。

约翰：然后，我们在前几天有了第一次争吵。她无法忍受莱赫·瓦文萨，她认为他很可怕，满口谎话，思维老旧，一副老政客的派头。对她来说，这些斗争、团结工会以及她国家的某段历史，并不意味着什么。嗯，所以我们发生了争吵，我的意思是，我有一种疏远的感觉。

苏茜：嗯。

约翰：虽然我很喜欢她，但我想，我不能这样下去。她想搬过来，想和我住在一起。她想让我像父亲一样对待她的孩子，或者甚至像祖父一样。他是个可爱的孩子，我很喜欢他，我们一起做了一些事。但我想，我不能，我觉得我们会有很多争吵，因为她的年龄只有我的一半。

苏茜：嗯，但是……

约翰：而且，嗯，她想要做一些事，我知道她想做。但是，我对这些事不感兴趣。她暂时克制住了，因为她知道我是什么样的人。但是我觉得如果继续下去，那会很糟糕。

苏茜：但是你不觉得你和我谈到这个话题会感到尴尬的原因是你忘记了自己在这方面的需求吗？你的心被你们对彼此的迷恋占满了。也许你不太赞同你在这个问题上的立场，跟按摩院无关，而是到目前为止，进展如此之快。

约翰：是的。

苏茜：你没有审视自己，倾听自己。你明白我说的意思吗？

约翰：你的意思是，我要倾听我自己的需求，是吗？

　　苏茜：是的。

　　约翰：是的，不过，是的，这很有道理。我的意思是，老实说，我已经结过两次婚了。在过去的几年里，我有过几次糟糕的约会，和不同的女人约会。我的第一任妻子离开了我，找了一个更有艺术气质的人。我的第二任妻子离开了我，因为，好吧，说实话，我不太清楚。总之，所有有关爱情和性的事情，对我来说都是灾难。哈，嗯，就像是坏掉了。而现在我不再年轻了，你可能会想，该死，人们写的、谈论的所有这些东西，就这样完了吗？你看到电影里讲述如何与你在政治上、情感上……有联系的人发生性关系。前几天和赫娃在一起的时候，我想，我们是不可能生活在一起的。而有那么一瞬间，我想，也许这可能，尽管她的年龄比我小一半，然后我想，不，这将会是一场灾难，就像其他时候一样，所以我想说的是，我要倾听自己的需要。

　　苏茜：嗯。

　　约翰：呃，这有点像掩耳盗铃，哈。你写了那本书《不可能的性》。

　　苏茜：嗯。

　　约翰：对我来说，书的题目就说明了一切。这是不可能的，哈，我的意思是，不仅仅是性，包括与性相关的一些关系。哈，这是不可能的，我在想我现在担心的是什么，我现在的感觉是怎样的？我确实为我遇见她的方式感到尴尬，因为我想，天哪，苏茜会认为我是个人渣，嗯，花钱买性。但是因为这就像，我在一本书上看到过，说的是有人遇见了一个女孩，我想，故事可能发生在远东，一个人在曼谷的某个性交易场所遇到了一个女孩，他们发展了一段关系，非常浪漫。然后他说就像他发现一朵最美丽的兰花长在一堆粪便上。哈！我想是的，我明白，多么美丽。你在哪里遇见并不重要，我想这个女孩，赫娃，她的过去，她的家人，她微笑的样子，她是一个非常可爱，非常可爱的女人。我想这就是我发现的一朵花，就像在一个肮脏的农场角落里发现的。然后，好吧，一次吵架过后，发生了另一件不愉快的事，不过不是她的错，我不怪她，这不是她的错，是关于性、爱、浪漫，是我的问题……

　　苏茜：你觉得你对她很投入。

　　约翰：刚开始是这样。

苏茜：然后你很失望地发现，你情有独钟的波兰、让你感觉亲切的女孩的祖父，与她，一个和你不同辈的有着强烈物质渴望的年轻女人，毫无关系。

约翰：是的，她……

苏茜：她和你无法达成共识。你经历了一场邂逅，她很可爱，但你对不能走得更远感到失望。我不知道你为什么要把所有关于感情、爱情和性的想法抛到脑后。也许这对你来说并不重要。你并没有在结婚协议上签字，许诺要照顾她和她的儿子，你只是经历了一场邂逅。

约翰：是的，我没有。

苏茜：你经历了一场邂逅。

约翰：对。可是我觉得真的很失望。

苏茜：嗯。

约翰：前几天我感觉不太好，因为我知道这并不是一件正确的事情，而且从长远来看，这会是不快乐的源泉，就像我以前的妻子一样。

苏茜：但你能听到你内心的呼唤，这一点让人感到安慰。也许你会更专心地倾听，也许你会发现，你的欲望和实际面对的东西之间的差异让你停下来，进行一些思考。

约翰：是的。我的意思是，我是一个上了年纪的人，如果我像她一样的年龄，如果我是三四十岁的话，那对我是有意义的。

苏茜：你在三四十岁的时候可能不会这么想。

我们现在谈论的是一种跨越式发展。约翰正在努力抓住这样一种观念：他可能会变得激动和兴奋，但面对不合适的事情，他不需要掩饰他的需求和现实之间的差异。他能感觉到自己的失望，他不想困住自己或赫娃。

约翰：我很清楚——我没有——但是现在，就好像，如果我一直拖延下去，我会死的。因为没有解决的方法，一个也没有。

苏茜：好吧。我们不是说要每周见一次女人，然后对她掏心掏肺，什么都为她做。

约翰：不，但是我不认为……

苏茜：你看，你当初那么迷恋我，现在我们不也还是好好的吗？

约翰：好吧，是的。

苏茜：现在你爱上了别人，你被某个人吸引，这让你觉得你有东西可以给予，你可以以某种方式生活。所以现在让我们按下暂停键，让你更接近你想要的东西，让你明白什么对你有用。

约翰：好的。

苏茜：我不是说这很容易，但是……

约翰：是的，是的，你记得——我现在又感到尴尬了——你知道我迷恋你吗？

苏茜：嗯。

约翰：嗯，你知道我说过我想带你去一个地方吗？

苏茜：是的。

约翰：我带赫娃去了，我带她乘坐一条船到德特福德的一家小酒吧去，我们一起吃了烛光晚餐。我觉得这很有趣，我觉得有点内疚，因为我真的很想带你去那里的。

苏茜：你所说的很有帮助，因为这告诉我们你有欲望或需求，你渴望给予或分享，不是为某个人定制的，而是从一个人转移到另一个人。

约翰：是的，没错。

苏茜：我认为我们现在一起努力的是：什么能使爱成为可能，而不是成为不可能。我们要明白关联的本质是什么，这个人与我之间的联系是什么，而不是恋爱本身。

约翰：嗯。

苏茜：你这两周做的事情就是一种尝试，尝试去了解一个人，而且……

约翰：是的。

苏茜：你会发现她们迷人而可爱，但也许并不适合你。

约翰：是的。

苏茜：并不是你不适合她，而是她可能不适合你。

约翰：没错，是的。我觉得，我觉得这个，嗯，我只是感到一种，不是绝望，绝望这个词太过了，一种认识，就是当你到达生活的某个点时，不仅仅是指到了哪一年，你会觉得，我已经拥有了所有的机会。我们不知道明天会发生什么。但我会想，这是怎么发生的？我的意思是，你看，我明天可以走出去，可以认识很多人，通过互联网，你可以遇见成千上万的人，其中一个才可能是正确的。但我感觉没什么意义，你看，我本来真的很想去探索，认识更多的人，改变我的生活，但实际上这不是我想要的。

我只是觉得，哦，放弃吧，有什么意义！

苏茜：那么，放弃和遇见成百上千的人，这两者之间还有别的吗？

还有没有另一种体验？噢，我感觉到那种渴望，那种和苏茜建立联系和理解的感受，然后冒着风险和赫娃一起去体验的感受。但实际上，也许它们之间并没有的共性。这就像你要走出去，自己去感受去摸索。这不是轮盘赌球，第一轮就会停在对的数字上。

约翰：对。

苏茜：你在回避和她之间发生一些事情，我们可以从这个角度来讨论这个问题。也许你觉得这没什么，但是我听出了一些别的东西，约翰，那就是，如果我第一次不能做对，那么我就放弃。

约翰：嗯。

苏茜：可能，但是……

约翰：嗯。

苏茜：我认为重要的是你已经注意到了你的需求，你注意到了什么时候对你不适合，什么时候你不想勉强。当两个人的观点不同时，一个人可以勉强另一个人。当然你可以那样做，但是你必须付出很多才会有结果。

约翰：是的，说得对。我刚刚想到了一些东西。

苏茜：为什么笑？

约翰：嗯，是件有趣的事。（笑）我读过一本书《马格斯》，你读过吗？这本书很棒，背景是在一个希腊的小岛上，是以第一人称陈述的。一些年轻的英国人来岛上旅游，这位陈述故事的人就是他们的导游，他是一位睿智的老人。他说有个人独自来到这个岛上生活，人们不记得这个人是怎么出现的，他没有家人，他在这个岛的海岸边买了一间废弃的小屋，养了一群山羊，和他一起住在这所房子里。他不社交，有人会给他送来食物。故事的讲述者偶尔去拜访一下他，他们有时会聊天。这个人和他的羊在一起，那是他唯一的家。故事的讲述者说，他是自己遇到过的最幸福的人。这个故事让我笑，同时也让我难过。

苏茜：嗯。

约翰：这就像，我想象如果我在德比郡有一间小屋，养了一只狗，我会很开心。但是如果我真的到了那里，我就只能整天呆坐着，我可能不会快乐。但是这本书的这个故事，我能理解。他爱他的山羊。这是一个男人想要的全部，我的意思是他不会伤害它们，就好像，它们是他的朋友。

苏茜：是的。

约翰：而且所有的抗争，像《不可能的性》这本书中提到的，有时简直要把我逼疯。我只想去和一只狗生活在一起。但是因为我的年龄，我有点厌倦了，这就是为什么，我一想到要再次出去走走，再多看看，就会感到有些疲惫。

苏茜：嗯，我们可以暂停一下吗，我们现在需要停下来。

约翰：哦，好的。抱歉，我说的太多了，应该你说。

苏茜：相比之下，你说更重要。

约翰：是的，我明白。我想说你对我来说很重要，我认为最重要的是，我会因为你的评论而感到羞愧。你看，这是我害怕的，因为我觉得我背叛了一些东西。

苏茜：因为你和一个性工作者有关系？

约翰：是的，是的。

苏茜：你知道，政治上有关这方面的政策有些进展。

约翰：是的。

苏茜：我相信人们对这个有很多不同的看法，但是让你感到尴尬的原因是你爱上了某个人从而背叛了我们的关系？

约翰：类似这样，是的。

苏茜：嗯。

约翰：差不多是这样。

苏茜：你认为我们能达成共识，有相同的想法和感情。

约翰：是的，没错。

苏茜：嗯，也许你以为我不希望你寻找别的。

约翰：是的，是这回事，是的，是的。

苏茜：嗯。

约翰：我感到内疚。

苏茜：嗯。

约翰：啊，是的，嗯，是真的。所有这些人，这些我接触过的女性，嗯，这听起来好像有点不对。（笑）好像我就应该和苏茜在一起，或者我应该像岛上的那个男人那样和他的山羊在一起。对不起，把你和山羊比较，但是你知道我的意思吗？好像……

苏茜：我认为你想说的是，能倾听你，感受你，陪伴你的人才是你想要找的人。

约翰：没错。

苏茜：如果你找不到，你能以另一种方式寻求与自己内心的和解吗？

约翰：可以。

苏茜：而且你最不需要的就是烦恼和挣扎。

你看，我们现在能到此为止吗？尽管我知道还有很多思路。

约翰：是的，是的。好的，我们下次再见，谢谢。

苏茜：好的，下周见。

约翰：好的，谢谢你，苏茜。


约翰对赫娃的兴趣引发了他关于渴望、关系和道德的困惑和疑问。他担心我会反对和感到背叛，这种担心成为这次治疗中的重要潜台词。对于此，虽然我们这次谈话没法谈很多，但我知道在下次谈话中我们会再次回到这个问题上。

治疗可以是这样的：一个问题被提出来，但无法在当时被详细讨论。谈论一两个点，于是打开思考空间，感受这一事件的全过程，通过思考和感受，结果要么是思路清晰，豁然开朗，要么是陷入更复杂的困境。

　　我们会进一步讨论这些问题，然后就易于理解这些问题。在平常的谈话中，我们经常试图拴住某个东西，将它固定住，但在治疗中，事情可以晃来晃去，这不是缺点，而是心理结构发生改变的一种方式。

## 第三次交谈

　　接下来的一周。

　　苏茜：你好。

　　约翰：苏茜，我是约翰。

　　苏茜：进来吧。天气仍然出奇地好。

　　约翰：是吧？我爱这样的天气，我爱它，是的，它很美！它让我想起了曾经阳光明媚的日子，童年的日子。我不知道为什么会想起这些，想起童年时父母带我出去玩的日子，让我回到了那个时候，那么开心，一段美好的回忆。

　　苏茜：嗯。

　　约翰：我在想，今天这样的好天气，阳光照在花园里那些漂亮的树上面，我走在路上，好像被带回到那个幸福的地方——今天就是如此，带回到童年的回忆里，和我的爸爸妈妈还有兄弟们一起出去野餐。天气有时会这样，它会直接把你带回到一个地方。不管怎样，这很好，感觉很好，感觉很棒，我感觉很好是因为我做了一些决定。苏茜，从上周开始，我就想要，我想要朝它们跑去，从你身边跑过去，因为那是一个好地方。我并没有像发疯了一样，或是冲动行事，像精神失常的人一样胡冲乱撞。从上次治疗开始，一切都慢了下来。这是你说的，也是我说的……起初我没有听进去，但现在我知道了，我知道要倾听我自己的需要。

　　我在想，我觉得我现在能听到一些东西，有些事情变得清楚，我想去做，但我想看看你是否会同意。

　　事实上，我今晚要去见赫娃，我要告诉她，事情不是她想的那样好。

这会很难，因为我觉得她对我给予了很高的期望，我不想让她失望。我想对她说，我会尽我所能支持你，作为朋友。

苏茜：嗯。

约翰：所以，她没有被抛弃，是的，我会在她的身边，作为一个朋友。然后我准备去萨默塞特，这是一个重大的决定。我要和我的女儿重新联系，她住在谢普顿马利特，离她妈妈很近。几天前的周末我跟她打过电话，我们偶尔会在电话里聊一下，每隔几个月吧。通常打电话会有些尴尬，因为她的母亲对我有些不满，她会站在她母亲那边。所以这对她来说有点困难。通常情况下我们只是进行一些简单的交流，这个或者那个，近况如何等。她生了一个小男孩，我见过一次，叫艾萨克。但是这次打电话和以前有些不一样，我听见自己说，阿里，我真的好想见到你和你的儿子，我想联系多你们，然后她说——好吧，我有点害怕，我想她可能会说，哦，我不知道，因为妈妈可能不愿意。但是她说，好的，太好了，你为什么不过来？所以这是一个突破。我说，告诉你妈妈，我也会去看她，只喝杯茶就走，只过去打个招呼，我现在还没决定什么时候去。我想重新和我的女儿建立联系，看看她过得怎么样。

苏茜：嗯。

约翰：然后我最大的决定是离开伦敦。我打算卖掉我的公寓，然后在德比郡买座房子。我在互联网上搜寻过，我知道我想要什么样的房子。上周我告诉你我想要一个人生活，和一条狗一起。当时我是当成玩笑说的，玩笑而已。然而自上周以来，它就成为我想做的事情。这就是我的意思，当你说我需要倾听自己的内心的时候，我听到了这个，它对着我唱歌，响亮而清晰。

我读过一句精彩的语录，你知道的，这句话非常有名："大多数人都生活在平静的绝望中，带着他们的歌进入坟墓。"我想，该死，这句话真有意思，我以前知道这句话，后来忘记了，直到有一天在报纸上看到。它跟我说话，响亮而清晰。然后我就想我的歌是什么，我的意思是我一辈子都在唱一首歌，但是现在我的歌不是关于赫娃或者女性，或者抱怨、寻找和绝望，而是就像住在山上面，靠近我长大的地方，成为那片土地的一部分。

当我有那种顿悟的时候，我感到非常高兴。这正是我想要的，我的耳朵听到了。然后我想我还是想见你，这没问题，对吧？

苏茜：为什么这是个问题，约翰？

约翰：好的，太好了，因为我每周都会过来，所以我还会跟你联系。

我失去了什么？我失去了很多我一直在做的事情——我的意思是，我现在虽然从工会退休了，但我仍然在为他们工作。我仍然为工党的竞选奔走，我仍然主持本地会议，我仍然在政治上与工党有联系，只是作为一个普通公民而已。然而我将失去所有这一切。

苏茜：嗯。

约翰：现在，我对此感到内疚，因为这是我的一部分，我的信仰，但我真的想问问你的意见。我是说，这就像，我这样做就像是道德上的自私。我问你的意见似乎有点滑稽，我知道答案，因为我参加了一些活动，有几个人我想照顾，这个词可能用得不是很正确。但有几个，嗯，你可能会说是资本主义的受害者，一些工会成员深陷困境，我想方设法地照顾他们，以个人和联盟的方式。我还是可以做，我还是觉得我能做这个。有一首歌一辈子都在我的脑海里萦绕，这首歌是社团、工会、政党。而现在我的脑海里播放的歌是孤独、和平、乡村和反思。它像一首赞美诗，一首快乐的赞美诗。我可以想象得到，如果我买到了那所房子，山顶的那个小屋……我觉得我很自私，这完全不符合我的政治价值观，我把我的一辈子都献给了我的政治价值观。我并不想放弃这些，我也不想丢弃这些人，这些重要的东西。但是我又想清除使我一直忙碌的例行工作。我真的感觉到了，我觉得我需要做这个改变，就在上次治疗结束后，我听到了内心的呼唤。

当约翰分享他的想法时，这些想法变得更加详细。他从想象搬家到描绘出如何保留对他来说重要的东西。对于治疗师来说，看到他如此积极地参与到他在治疗过程中了解到的个人需求是非常令人振奋的。

苏茜：嗯。

约翰：你认为退出政治舞台是自私的吗？

苏茜：好吧，多么有收获的一周！

约翰：我知道，这真是重要的一个星期呢。

苏茜：我不认为这和自私有什么关系。

约翰：不自私，好的，我很高兴你这么说。

苏茜：我想这样你有机会看到什么对你来说才是最重要的。

约翰：是的。

苏茜：与你现在想要表达的有关。

约翰：是的。

苏茜：那勾起儿时的回忆，事实证明，你在自己内心也能找到童真。

约翰：是的。

苏茜：还有德比郡对你的吸引。

约翰：是的。

苏茜：也许赫娃帮到你的是，让你想念自己的女儿和外孙，找到一个回到你生活的中心的方法。当然，政治对你来说是至关重要的，但是也许现在你不需要如此地重视它。

约翰：是的。

苏茜：你知道，也许个人的政治观点，和孩子和孙子的关系和联系，以及你自己，是我们这次谈论的重点。

约翰：是的，我觉得，是的，说得没错。我认为只要我保持这种联系……我现在想到了两个人，两个陷入困境的铁路工人。

苏茜：嗯。

约翰：这就像，是的，政治观点是个人的。作为一位优秀的工会成员，当我刚开始为工会工作时，我问为什么我们要承担所有的经济负担。对我来说我实在看不出这是什么逻辑，例如，付钱给酗酒的人。其中有一个酗酒者，他遭遇了火车相撞的事故。他当时过得很艰难，喝酒，家庭破裂，无家可归。然后工会帮了他，给他钱。这个人叫麦克，他人很好，他对我说，如果我们不照顾他，那么谁会照顾他呢？那是我刚成为工会成员的时候。

有两个这样的人，不是这个家伙，他早就死了，但是有两个这样的人。我觉得我对离开的想法感到愧疚是因为那两个人。当然还有其他的人在照顾他们，但我知道他们觉得和我有联系，所以我必须和他们保持联系。
这是我的政治观点，我不会抛弃他们。这是准则，这是我必须做的。我
会和这两人保持联系，我会去拜访他们。有时候我觉得这是我想做的最
后一件事。但是不管怎样，我已经理清了我自己的问题，所以我现在这
样不着边际地说话。

　　谢谢你所说的，你说得很有用。是的，对我个人来说，现在，找到（捶
胸口）一些关于我的东西，是的，我的女儿，还有我一个人住的那个地
方……那多好啊！这成为，这就是我听到的那首歌。

　　这就是我想要告诉你的，那是我的，那是我的……这一周对于我来
说很重要，这就是我的目标。我觉得我的目标很实际，经济上也可以实现，
伦敦的房产价格高得离谱，天哪。所以经济上是可以实现的，情感上我
觉得就是这首歌。现在我的脑海里回荡的就是这首歌，上周它真的帮了
我大忙。我们说过的话，你说过的话，关于赫娃，所有这一切，真的有
点……

　　我觉得我已经开始了新的生活，我真的做到了。而且我知道我们没
有多少时间了。还有一件事，我也会铭记在心，带着它开启新的生活。
上周你提到这件事情，我感到心灵释放，因为我没有提起，我害怕提起
这件事。

　　但是你提到我曾经对你的迷恋，对于这个，我们经历了那个情节，
但是我们好好地相处下来了。现在，我还在这里，我们还在说话。关于
我的女儿，我所有的过去，所有的关系，好的，不好的，不管什么时间
发生的，我的孩子们，我死去的儿子，所有这一切，我把这些都放在我
的心里。

　　苏茜：嗯。

　　约翰：而且我对你的迷恋，我不得不说，苏茜，不要害怕，我没有
发疯，这不是迷恋，这是爱。

　　苏茜：嗯。

　　约翰：这是其中的一件事，我已经划清了界限。我把它放在我心中
的一个盒子里，我会带着它，不再提起它，我不会让它成为你的负担。
我什么都不会做了，除了感受它，把它藏在心里。（捶胸口）你看，你

是一位非常出色的治疗师，有一次你说过，把它放在心里，当成温柔而坚定的界限，我们心中所有的东西……我们不能都按我们想要的方式去做。这是本周谈到的一部分。我想我没有忘记我对你的迷恋，我没有，我还有那种感觉，但它不再是，你说过挣扎这个词，它不像一次挣扎，它只是放在那里，像一件很美好的东西，它是我的一部分，没事的，你知道，没事的，如果你没事就好。

苏茜：我觉得，关于这个问题我是怎么想的，你是知道的，这也是我们双方都清楚的，不是吗？

约翰：是的。

苏茜：而且这还是前进的基础，不是吗？

约翰：是的，我知道，当我说到"迷恋"的时候，迷恋这个词要加上引号。你知道我是在对你说，因为我想要见你，我想带你出去，我想带你到河边。你知道，我上周对你说过，我带赫娃去了那里，我终于做了这件事。她很愿意去那里，你知道，她以前从来没有去过那儿，一起吃烛光晚餐，还有什么比这更美好呢？不过我在想如果是苏茜就好了，但是和上次不同的是……

苏茜：嗯。

约翰：……我现在知道这永远都不会发生了。我知道我们不会去看画展看电影，从此幸福地生活在一起。好吧，我真的感觉到了。苏茜，我并不为了让你看到我治疗后的转变，以便让你感觉好一点。我突然感到，就像这是你给我的礼物，因为你让我看到，你让我感觉到，好像过了很久，好像花了很长时间，但是这个周末就好像所有努力的成果到达了顶点，我觉得这样很好。

苏茜：我听到你说的是——这个问题说完后我们就要结束今天的治疗了——你相信你可以搬去别的地方，你可以忍受这些损失，和你的女儿和孙子一起，生活向前迈进，因为你觉得你的内心有了支撑的东西，你甚至可以去德比郡。

约翰：是的。

苏茜：同时继续帮助那两个人，即使这是一种负担，你也不觉得疲惫不堪，精力有限，因为你的内心充满了爱。

　　约翰：是的。

　　苏茜：我想这就是你要说的。

　　约翰：是的。

　　苏茜：所以，继续吧。

　　约翰：谢谢，谢谢，非常感谢。

　　苏茜：不客气。

　　约翰的治疗使他对他自己和自己的能力有了更全面的认识。他刚来
的时候，心碎、迷茫，找不到前进的方向。慢慢地，我们找到了一些共
同的语言，起初并不是那么多，后来逐渐变多，直到这一次治疗。而且，
在这一次治疗中，他发现了一个让他感兴趣的未来。他觉得自己是一个
被爱的人，被接受而且有价值。这让他有信心倾听自己的声音，追随新
的目标，而不是停留在没有滋养的轨道上。这对我们两个人来说都是一
次令人满意的治疗。我想他每周都会过来接受治疗，直到完全不需要为
止。能和他合作，我很荣幸，也很感动。

# 第 6 章

▼
▼

## 我是一个失败者——重新定义"失败"

失恋、失业、无家可归，我是不幸的失败者。

## 第 一 次 谈 话

乔三十多岁，这是她第一次来这里。她蹦蹦跳跳地走了进来，活泼但略带紧张。她给我发了一封邮件请求治疗，说她已经偏离了轨道。当她走进房间时，她表现出一种不同寻常的冷漠和羞怯。她带着伦敦口音，表情丰富，很迷人，说话语速很快。

乔：嗨！

苏茜：你好，我是苏茜。

乔：我是乔。我是不是来晚了？对不起，我觉得你给我的地址是错的，我通常不会犯这样的错，这就是为什么我迟到了，现在我想我已经浪费 15 分钟了。

苏茜：进来吧，一直往前走。

乔：是这里吗？

苏茜：是的，你愿意坐在沙发上吗？

乔：是啊。天啊，我不想这样开始。我不想成为一个颓废的人。这些天所有的事情都在出错，今天也是如此。

苏茜：嗯。

乔：没办法。

当我第一次见到某个人时，我真的很想听听他们说些什么，以及他们是怎么说的。我注意到话语间的停顿以及他们的声音变得更大或更柔和。我注意到他们的身体姿势，注意到他们对我的影响。我们在第一次接触到一个人的时候能了解到大量惊人的信息，关于他们挣扎的主题，关于他们如何思考自己的处境，以及他们所面临的困难。当我倾听的时候，我会评估自己是否相信自己能对他们有用——治疗并不适合所有人，而有时候仅仅一次治疗就很有帮助。

第一次治疗中说到的内容并不是一成不变的。内容会有所改变，也许在第二十次治疗中有些内容会不请自来。但是，一个人如何看待她或他的困境将会成为开场指南。

　　乔迟到了，她说我给她的地址是错的。我知道有些不对劲，因为我通过电子邮件给她发了我的正确地址。所以我警惕起来，这件事可能会告诉我们乔的处世方式以及她和自己相处的方式。乔进来的时候有点慌张，气喘吁吁、匆匆忙忙，我开始倾听她是如何给自己造成困扰的。

　　苏茜：好了，说说吧。

　　乔：好的，好的。我想我来这里是因为我不快乐。我是一个演员，好吧，天哪，我说我是一个演员。其实我不是演员，我在咖啡厅工作，我以前是一个演员。从某个层次上说，我曾经是一名成功的女演员，但我已经很久没有接到戏了。即使这样，我想说的是，我毕业的戏剧学校正在举行毕业十年聚会。

　　苏茜：嗯。

　　乔：就在今晚。但问题是，聚会在俱乐部举行，而我就在那里工作。我必须工作，因为我需要钱，而他们缺少人手。显然，几个星期前我就知道这件事，随着时间越来越近，我感觉越来越糟，而现在，就在今天。

　　苏茜：嗯。

　　乔：现在，我无论哪个方面都不是我想要的样子。我的前男友——他，真的，老实说，真的是唯一一个真正了解我的人——他也会去，我已经十年没见过他了。

　　我真的什么都没有，一段感情，甚至连正在接触的人都没有。你知道，因为这些我以前都有过，而现在所有的一切都从我这里消失了。我不知道，我甚至不知道我为什么来这里，因为事实是，我现在觉得很可笑，坐在这里为一个前男友感到不安，啊，我觉得有点不舒服。

　　苏茜：嗯。

　　乔：老实说，现在，因为我没有……噢，我觉得很可笑。

　　苏茜：好吧，可能你觉得有点可笑，那是因为你正在和一个完全陌生的人说话，告诉她一些关于你的信息。

　　乔：是的。

听着乔说话，我举棋不定，不知道该对她说些什么。我注意到她的恐慌。

她说话很不自然，她会追踪那些对她来说特别重要的事情，比如，不管是她的前男友，还是对演艺事业的失望，或者是其他一些重要的事情，这需要一些时间。她的声音很尖锐，然后她停了下来。

我感兴趣的是她为什么不能换班，当你感到有压力的时候调个班是一件很平常的事情。但她不这样想。所以我在想，她是不是透露了一些她无意中困住自己的东西。

我感觉到了乔的紧张。这个遭遇让我想到她是否生活在一个没有出口的故事里，相信自己会成为受害者，相信会很不幸。

当产生疑问时，心理治疗师必须保持沉默。治疗的目的是观察事物如何展开。当她讲述她的故事时，我需要注意情感温度的变化。我被拉着，跟乔一样，陷入了一种紧张的状态中：她想过要换班，但是她又不能；想要见她的同学，又觉得自己很失败；想到见前男友，她……所以我需要等待，抓住所有这些主题，这样我才能对她有用。

乔：我不希望今晚的聚会上大家为我感到遗憾，我知道他们会有这种感觉，因为我总是在别人的脸上看到这种感觉，你可以看到。

苏茜：你看到了遗憾还是同情？

你理解成遗憾，是遗憾吗？

乔：也许吧，是的，我不知道——可能我把它投射到他们身上，我不知道。（叹气）

乔用了"投射"这个词，这个词很有用。这给了我一种感觉，她可能明白她所想到的和想象的情况并非总是事实。她可能会误解别人的感受，因为她对自己的工作有一种消极的情绪。她的性格开朗，情绪容易激动，同时又焦虑不安。我觉得她在一毫秒之内都会产生不同的情绪状态。这大概是她的风格，我需要尊重这一点，但我也想找到一种方法让她慢下来。

苏茜：我认为对我们来说最重要的是要弄清楚你是如何看待这件事的。

乔：我不知道我的结局会是什么样子，我很害怕。我一直在想我们分手的那个早晨。我们只是分开了，这并不可怕，没有任何原因，因为没有谁真的做错什么。

苏茜：嗯。

乔：就让它过去吧。我记得很清楚，我看着他走了，离开了。事实上，说实话，他是唯一一个我真正有过亲密关系的人，我不知道为什么我那么容易就放弃了。

说这几句话的时候，乔放慢了速度，进入了一个沉思的空间。她现在正凝望着我。她说话的速度变了，我觉得我也许能帮上忙。接下来我提的问题显得十分老套，因为我把她的注意力转向了她的早年生活。我本来可以等待，什么也不说，但我注意到我们治疗的时间很短，我需要看看有什么可以建议的。她已经想过很多了，她这么容易地放弃了那段感情，放弃了他，现在她和十年前一样困惑。

苏茜：当你想到失去的时候，你以前的生活中有过失去吗？

乔：没有，我觉得没有，据我所知没有……

苏茜：告诉我一些关于你的身世。

乔：好吧，我不知道我的父亲是谁，我不知道他。

苏茜：你的电话在响吗？

乔：噢，天哪，对不起。

苏茜：你能把手机关机吗？谢谢。

乔：等一会，噢，我接个电话，很快的。我真的很抱歉。

你好……我，呃，我现在正在开会……好的，好的，我十点钟会过去，很抱歉，我一会就到。

我可以不关机吗？

苏茜：不行，不好意思，不行。因为那样的话我不能集中精力，我们治疗的时间也很短，我想……

　　**乔**：好的，对不起。

　　刚才那一会儿她错过了，因此我们又走向了不同的方向，随着治疗的进行，这可能会对我们理解乔的心理问题很有帮助。

　　我们刚刚谈到了聚会的难堪，男友的离去，以及她不认识她父亲这个事实。我把这些事情联系在一起，认为可能是这些造成了她的痛苦。但是在我思考这些关系，以及它们是否相关之前，在她能感受到任何与它们相关的事情之前，我们就被打断了，分别走向了完全不同的方向。

　　**乔**：我很抱歉，我现在完全忘了刚才讲到哪里了。

　　**苏茜**：呃。

　　**乔**：我不太擅长做这种事。有什么好的方法吗？

　　**苏茜**：没有。

　　**乔**：好吧。

　　**苏茜**：我们需要了解对方。

　　**乔**：好的，是的。

　　**苏茜**：一些与你有关的事情。

　　**乔**：是的，我有一位朋友建议我来这里，他曾在这里和你谈过。我想事实上他可能是厌倦了听我说我的生活有多糟糕，所以他建议我过来，付钱给别人听我说话。

　　抱歉，我说得太多了，实际上我想，这就是重点，不是吗，是的。

　　**苏茜**：如果我正在见你的朋友，我就不能见你。

　　我对刚得知的信息感到不知所措，因为通常我知道患者是怎么找到我的，我担心我急于说我不能见她时，会显得有些严厉。我不能，但我希望我能说得更委婉一些。如果我审视自己为什么这么草率，我认为可能是到目前为止我们的谈话并不顺利，因为我们不仅时间少，还有电话干扰。我太仓促了，没能很好地处理这条尴尬的信息。

乔：哦。

苏茜：但是我可以想想谁对你比较合适，向你推荐他们。

乔：哦，好的。但问题是，我甚至没有——（叹气）——我连他的名字都没告诉你。

我觉得也许——我感觉，你不想见我。我知道我浪费了很多钱来这里，感觉就像你想甩掉我！就像我只是告诉你我今晚要去做什么。为什么你要说这样的话呢？

苏茜：很不幸，我不知道。当然，你不知道这个原因会阻止我见你。

乔：好吧，我们今天就到此为止吗？

苏茜：不，请坐。

乔：我的意思是说没有必要继续，不是这样吗？

苏茜：乔，请坐下来，因为这不是——我们正在做一些事情，我认为这值得我们努力去坚持。

乔：这太典型了。这真是我生活中的典型。因为我不能……

苏茜：好的。所以这对我们来说是非常有用的，不是吗？如果某件事很典型，那说明它不像你所希望的那样发展，那么你就大胆地告诉我什么是行不通的。我想好好考虑一下谁会是适合你的治疗师。

乔：但为什么你不是适合的治疗师呢？

苏茜：我可能是适合的治疗师。当然，我可能是适合的治疗师，我可能会很感兴趣……

乔：感觉就像你想把我搪塞给别人。

苏茜：呃。

乔：我没料到。我没想到会这样。

苏茜：不，我可以看出，我可以看出这是——这绝对不是你想要的，但我想也许你会想，我为什么要这么做，你会无视我说的话，然后给自己编造一个不同的理由，无意中伤害了你自己。因为其实——这跟你无关，其实是跟我有关的，跟我自己有关。这跟我是如何工作的，以及左右我工作的规则或道德规范有关。

即使这个影响对你是有害的，但是它跟你是谁，有没有取悦我或者使我不快没有任何关系。

乔拒绝我，这不难理解。这与之前她想象她的同学们对她表示同情如出一辙。把现实告诉她很重要，这样她就能收回她的忧虑，以及担心自己是多么可怜。

当个人谈论到的问题在治疗过程中活跃起来的时候，通常会很有趣。乔说到被拒绝，我发现我恰巧拒绝了她。我觉得这个问题很严重。更糟糕的是，我甚至不能适当地纠正她，所以我给她造成了伤害，使她的内心更加混乱。

我不想突然中止对乔的治疗：她十年前和男朋友突然分手了，我想象她的父亲在她很小的时候就突然消失了，尽管我没有得到任何证实。我知道，如果我正在为她的朋友做治疗，我就不能帮她。从别人那里听说到她，或者通过她那里知道她的朋友，这样不行。治疗是一个封闭的环境。我们的目标是倾听第一手资料，然后与当事人进行评估。我们寻找的是不和谐音，而不是从别处听到有关他们的情况。这并不理想，因为人们并不总是真实地描述自己的行为，但我们确实需要从他们的角度来看问题。从别人那里知道一些东西确实会影响一个人，虽然这可能会有用，但也可能是扭曲的。

这些规则是通过多年的精神分析工作艰难地得到的。最初弗洛伊德和他的追随者给朋友和同事进行治疗，并与他们中的一些人一起度假。但随着第二次世界大战之后精神分析在美国成为一种主流做法，通过很多积累的经验人们发现朋友关系并不是用于实践的最明智的结构。因为这样会使治疗的过程变得有点过于舒适，有时甚至有点混乱无序。

在当今的世界，除了治疗对象所展示的和讲述的以外，通过互联网还可以对他们有更多的了解。然后，他们也有关于他们选择的医生的信息。事实上，在他们见到你之前，他们可能已经研究过你了。他们对治疗师的了解要比治疗师在治疗室里的言行举止展示出的东西要多得多。

例如，治疗师可能会被问到，她的女儿是否喜欢某一所大学，在此之前病人已经在网络上搜索到了治疗师的女儿所就读的大学。当这些信息被用于治疗过程时，除了简单的询问外，它还是有意义的。治疗师感兴趣的可能是为什么病人会问她这个问题，当她询问的时候，病人可能会感到窘困。但是治疗师并非有意冒犯病人。

我认为这可以成为治疗关系中的另一种交流方式。查询治疗师女儿的大学可能意味着很多事情，从病人明确的兴趣，到焦虑，到希望把治疗师的私人生活看作是她或者他的向导，到需要证明她或他的女儿 "很棒"，等等。我们有兴趣去探索这些问题，以了解这对病人的内心世界产生了什么影响，这很难得。但如果使用得当，这样的交流是有成效的。

然而，回到乔的问题上，这些问题几乎都不在讨论范围之内。她联系了我，她不知道我和她的朋友见面这件事会阻碍我接收她进行治疗。她从他那里知道了我的名字，然后通过网络找到了我的资料。她找到了我的联系方式。但她并不知道我的工作原则。我现在考虑的是设法把她转交给别的治疗师，如果她决定寻求治疗的话。我希望她能这样做，希望我们的见面不会给她带来麻烦。


乔：所以，好吧，我们现在该怎么办？

苏茜：我想和你再见一面，看看你是否真的想要接受治疗。然后我看我能想到谁会对你有帮助。

乔：是的，我不太确定我是否真的想接受治疗。

苏茜：可以理解……也许这个想法只是暂时的。

乔：我需要考虑一下。当我陷入麻烦的时候，我不想做任何重要的决定。谢谢你！

苏茜：好的。

乔：我会和你联系的。

苏茜：好的。

乔：好吧，谢谢。


乔的第一次治疗十分艰难，想必她晚上在家也不好过，会是一个无眠的夜晚。尽管我们的面谈很困难，但是我希望她能回来进行适当的评估和转诊。

治疗师，不管有多少经验，都无法预测治疗中所说的话会如何被病人接受。这是精神分析的一个特点：心理治疗师要把她或他自己脱离出来，试图去理解另一个人正在努力解决的困境。但是我们不知道哪些话——当然不是在早期的治疗中——会引起共鸣。来治疗的个人或夫妇在接下来的治疗中会出现很多的显著特征，他们会发现一些治疗师也许都没有注意到的有启发性的东西。我们不能总是校正东西。治疗师总是在不断地增加、修改她或他对这个人的了解和理解，以及病人接受治疗时分享语言的方式。

　　这并不是说，治疗师不知道她在做什么。当然不是。这是说，人类的心理是复杂的、令人惊讶的，有意识的事情是有意义的，而那些无意识的事情也在进行中，只是没有按逻辑的顺序显示出来。

# 第二次交谈

　　六个月以后，乔来找我转诊。

　　乔：你好，苏茜，我是乔。

　　苏茜：上来吧。

　　乔：谢谢。

　　苏茜：你好，乔，请进。

　　乔：嗨，谢谢。你好吗？

　　苏茜：很好，谢谢。

　　乔：谢谢你见我，好的。我想我对我们上次见面的印象是，我完全没有准备好，因为其实，我想当时我有太多的想法，而且我有点……我对上次的记忆很模糊。

　　苏茜：嗯。

　　乔：所以，我只是……

　　苏茜：而且你还被我不能接收你做治疗这个事实所困扰。

　　乔：是的。

　　苏茜：你们又见面了。

　　乔：是的。

苏茜：和你的前男友？

乔：是的，是的，没错，我觉得当时我很脆弱，我觉得我的反应很强烈。我有点想重新开始，但你确实也说过你可以把我推荐给别人。

苏茜：是的，当然。让我听听，我们谈谈，看看是怎么回事。

乔：好的。事实是，自从上次我们见面以来，情况变得更糟了。我失业了。老实说，我是被解雇的，说实话，嗯，你可以说我现在无家可归。

苏茜：嗯。

乔：难的是，我知道无家可归的人是那种住在街上，到处流浪的人，然而我也无家可归，尽管我看起来有点不像。所以目前我是，住在一些事业成功的朋友家里，帮他们照看房子。他们去了洛杉矶，明天就会回来。对不起，下个星期我就没有任何地方可以去了。我没有，我没有一个家，所以没有一个可以落脚的地方，我成了一个沙发客。

苏茜：嗯。

乔：这开始让我感觉我被远远地甩在了后面，我觉得我所做的每一份工作，不管是做服务员还是做演员，都没有给我带来任何好处。我生活的状况是这样的，而我大多数朋友有一个家，有孩子，有伴侣，有这样那样的计划。

苏茜：嗯。

乔：计划让他们认识到自己在生活中想要的是什么，为什么而工作，为之奋斗的目标是什么？然而我非常清楚这些我都没有，我也不知道这是不是我的错。我不知道这一切是不是我自己造成的。

今天乔给我留下的深刻印象是她所感受到的悲伤，这与我第一次见到她时看到的那个忧心忡忡、紧张不安的她相去甚远。她对自己处境的认真态度将会使她处于有利的位置，因为这会使她更接近一个重要的现实。这意味着她更有能力打破阻碍她的屏障，从困境中摆脱出来。

苏茜：嗯。

乔：你知道，人们说对任何事来说，运气很重要，特别是在选择职业的时候。我想要，我觉得我需要停下来审视自己和做出一些改变，因为我开始对一切变得愤世嫉俗，找不到方法来摆脱我的处境。因而我觉得我需要帮助，但是我又没有钱去寻求帮助。我不知道你是否能给我一点建议，我该去哪里，找谁听我说话或者帮助我，因为我已经走进了死胡同，我不知道还能去哪里，也不知道如何帮助自己。

苏茜：让我考虑一下，我认为这个问题是可以克服的。有几个地方和人，我或许能帮你联系一下。所以多跟我说说吧，关于你目前生活的孤立和恐惧。

乔：好的，因为我没有钱支付房租，我的朋友们说，哦，你可以来我家睡沙发。但是我不能一直这样，因为我不是一个孩子了，这些人和我同龄，他们是我的朋友，他们都有自己的家。而我甚至连一个落脚的地方都没有，所以我在挣扎，我不知道这是不是我的错，我的困境是不是我自己造成的。

苏茜：那么，"错"是一个有意思的词，不是吗？

我想暂时放下错误的概念。我不是推卸责任。我们复杂的经历和现在面临的特殊状况都很重要，需要重点探讨和解决。但是在治疗对话中，"错"就像一个钳子，夹断了评估中我们需要看的东西。

乔：是的。

苏茜：你现在处境艰难，问题是如果你没有碰到一个好机遇，你该怎样找到解决的办法？

乔：是的，我觉得这和我所在的行业有很大的关系。

苏茜：的确是这样。但是，总认为自己是错的这种心态在谈话中占主导地位，我不确定这是否有帮助。我想我们应该看看你觉得你现在还没有发挥的能力是什么。我认为帮朋友看房子可能要比睡朋友家的沙发更好。

乔：是的，但是这马上就结束了。

苏茜：我知道，但这是一些人应对困难时期的一种方式。他们成了帮人看房子的人。

乔：但我认为我不应该这样生活。

苏茜：是的。

乔：这不是我的……

苏茜：家，是的。

乔：家，这个百万英镑的家不是我的。我是说，我实际是一个客人。

苏茜：是的，但是你提供了一种服务，它可能会让你感到痛苦，因为你看到你的朋友们所拥有的一切和你自己还在为生存奋斗之间的差距。如果你能在短期内得到，在另一个地方居住的机会，那么你可以审视一下你自己，作为一个直到最近还没能找到工作并且不知道怎样处理这个困境的人，你拥有哪些改变的可能性。你内心所有想到的都可以说出来。

**我注意到了乔的焦虑。在她情绪崩溃之前，避免她找到一个错误的解决方案，于是我想向她传达这个意思。她可以找一个临时的安静的地方，例如，给另一家看房子，同时做一些思考，这就是我在说这话时想暗示她的，她是在提供服务。**

乔：是的，我觉得我对生活越来越焦虑，不仅仅是现在，还有未来。我的选择很糟糕吗？还是这都是我自己导致的？

苏茜：让我们来研究一下这个问题，当你说“我的选择很糟糕吗？这都是我自己导致的？”的时候，你脑子里想的是什么？

乔：怎么说呢，我感觉任何一个曾对我表现出真诚的关心和爱的人，我都把他们推开了。

苏茜：你是说都是这样的吗，不只是和你男朋友在一起是这样？你是说你对和你共事过的导演也是这样吗？

乔：可能吧。

苏茜：你能再想一下吗？因为导演在为一部剧操心。

乔：好的。

苏茜：就像一家之长一样。

乔：是的，在我的生活中，在那个家的经历令我着迷，但是它总会结束，那段时间那个家就是我的一切。差不多一年之后，那个家庭就不存在了。但是每个人，几乎每个我认识的人，他们都有一个家庭，他们有自己的家庭。几年之后，你不再是那个导演的大家庭的一分子了，因为导演继续拍下一部戏，和你一起工作过的其他演员也是这样。

苏茜：是的，你有一段深切的体验，你曾经经历过，然后消失了，不是吗？

乔：是的。

苏茜：除非你再和那些演员们一起工作，否则它就不会再次出现。

乔：但这不是真实的生活。

当听到人们谈到工作"不是真实生活"时，我总是表现出很好奇。工作，如果我们足够幸运的话，可能会非常有趣。当然，对很多人来说，是没有感觉的。但是想想乔的工作，当演员的工作，它非常真实。在这个工作中，她会发现各种关系和偶遇、需求、困难、胜利和琐碎的事情。工作是很多人成长的方式，我感觉，工作也是乔最有成就感的地方。

苏茜：这就是真实的生活。让我问你一个问题，因为我不确定这是不是你所暗示的：你认为你和导演的接触在任何方面都让你不屑一顾，还是你在质疑自己的这种行为时，才对这种关系不屑一顾？

乔：不，我不认为是这样。我认为更多的是与我拥有的人际关系有关。

苏茜：剧院里的关系还是外面的关系？

乔：在现实生活中，在我的生活中，剧院和我所做的事情是我的一切，但是当你晚上回家的时候……

苏茜：是的，但你是怎么理解你不工作的？我知道如果你工作就意味着机会，否则就没有机会选中出演某个角色，所以我想把这个问题分成两方面看。

乔：哦，我明白了你在说什么。

苏茜：因为你已经说了好几次：我担心这都是我自己造成的。

乔：好吧，是的，因为我不知道在我的生活中，我是怎样走到这一步的，我现在一无所有。我想要改变。

苏茜：部分原因是不工作造成的。我试着去理解，我可能是完全错误的，如果错了，请你告诉我。但是如果你好好反思一下，你会觉得当你把那些关心你的人推开的时候——我知道这是一种非常珍贵的关系，或者是一种亲密关系，或者是一种导演和演员之间的强有力的关系——你觉得你做了些什么阻止导演再次走向你？

乔：我想不出来。

苏茜：好的。

乔：是的。

苏茜：所以不是那样的，感觉和你在剧院外的世界有关。

乔：我的意思是，我当然还有其他的问题，比如，我是不是把所有的事情都搞砸了，没有把这个行业当作一项事业来看待。我从来没有这样想过，但我做得很好，我为我所做的事情感到自豪。但是工作了这么长时间又怎么样呢，我没有任何可以展示的东西。

苏茜：你的意思是你的工作已经枯竭了，你无家可归了。

乔：是的，我应该这样吗？

苏茜：嗯？

乔：我不知道，每个人的性格不一样，我会忍不住把自己和其他人做比较。你知道，在我周围，不少人说我没有钱，我是穷光蛋。如果你登录 Instagram（照片墙）之类的社交媒体，某个人加你为好友之后，你们立刻就可以开始交谈。然后，他们说："我是一个超级穷光蛋，我真的身无分文。"然而两天后他们发了几张在巴巴多斯岛度假的照片。我只是，好吧，我想成为那样的穷光蛋，因为如果他们是穷光蛋，那么我是什么。我没有含着金汤匙出生，我的父母没有任何东西可以给我。我想我只是，我只是对这整个事情感到愤世嫉俗，我不想这样。我想要改变，但我不知道它是否——例如，我聚会会很糟糕，结果真的很糟糕。

苏茜：你的意思是你不擅长主动同别人建立联系，也不会与他人说说笑笑。

乔：我大部分时间躲在厕所里，或者在外面抽烟。我本来不抽烟的，但现在我抽了。我确实感觉到了同情，我感觉到了同情，我不知道这是不是我期望的，所以这一切都是我自己造成的。我想这就是我想说的意思，我是自作自受。

苏茜：所以这是不是说你在聚会后没有做任何的思考，比如，我真的很想见见某些人，和他们一起去喝杯咖啡，或者，那天晚上我没能去成，因为我在工作，这让我很尴尬。难道没有追求任何人的欲望吗？

乔：没有，我完全感觉到了，我感觉自己好像置身于一个错误的世界。我不知道哪里，不知道哪里我可以归属。

苏茜：嗯，这真的很艰难。

乔：我觉得我和我认识的朋友们完全隔绝了。我觉得无论在哪个方面，他们都远远比我做得好，生活比我好得多，事业也比我好得多。我真的觉得我被甩在了后面，我已经厌倦了这种感觉，我想要改变，但我不知道如何改变，这就是为什么我会来这里。

苏茜：嗯。

乔：而且，我想要——我已经准备好要改变了，我已经准备好重新思考了。但是我需要一些帮助。我觉得对于我来说一切都无法企及，我知道这是老生常谈，但是这——这就是我的感受。我慢慢地，慢慢地把自己从一个我觉得我属于的世界带走。现在，我觉得我根本就不属于这个世界。

苏茜：我不想说一些陈词滥调，但是你生活在一个非常艰难的世界，在这个世界里，很多人没有安全感，常常失业。但你的困难是，你觉得你在这个世界里没有一个立足点。

乔：我觉得是这样，或者说我需要这方面的帮助。

苏茜：所以，你能理解吗？当你感觉自己是这个世界的一部分时，是什么情景？为什么会出错？是怎么出错的？

乔：现在我感觉那是另一种生活，是另一个我。

苏茜：嗯。

乔：我迷失了自我。

苏茜：嗯。

乔：而且我失去了对生活的热爱，我的……

苏茜：好吧，我想你是不是受到了某种提示……

乔：是的。

苏茜：这是一种真实的感觉，但是很难。

乔：是的，但是我觉得我想做点什么。

苏茜：嗯。

乔：我想要学习，我想要感受一些感觉，比如，快乐。我觉得我没有快乐过。

苏茜：从你的角度来看，乔，你在想些什么，因为你想的东西太多，那就是：这一切是我自己造成的吗？但是，你能告诉我，实际情况是什么样子？你能告诉我你最后出演的几个角色是什么吗？你又是如何对曾经喜爱的事物丧失兴趣的呢？

乔：噢，天哪，我是说……

苏茜：它们是什么样的角色？对你意味着什么？出演这些角色的感觉是怎样的？和你合作的演员以及导演接触是什么感觉？

乔：太久了。嗯，我觉得我有些害怕回忆起这些，因为我失去了这一切，所以我害怕想起曾经有多么美好，因为我现在的生活不再是那样。

我试着让乔慢下来，试着让她远离那些只有沮丧、快乐、恐惧或狂喜的想法。在绝望和狂喜之间还有很多其他的情感：和朋友在一起、工作或者享受大自然，从成就中获得快乐。

当乔离开了舞台，我有一种感觉，对她来说，应对那种失望很难做到，这是可以理解的。如果她可以，如果她现在可以，接受她的失望，她就能够及时拾起她的精力和能力，而不是一味地感觉戏剧化的快乐或者沮丧。

苏茜：是的，我这样说，不是让你产生错觉。你在问自己糟糕的处境"是不是我造成的"同时，放弃了机会，即使机会真的很大。

乔：但是在我的——真的不仅仅关于——不仅仅关于演戏，而是关于我的生活问题。

重新读这一段的时候，我想知道是否我在探讨如何解决工作上的困难的同时乔在谈论人际关系。在她的第一次治疗中，她谈到她与前任的故事，以及她在同事面前表现出来的谦卑，我知道问题出在哪里。所以

**我的注意力，也许是错误的，一方面放在了那些我感觉更有阻碍的地方，
另一方面我想知道她从错误的问题中获得了什么样的思考。**

苏茜：是的，我明白，因为这关系到你的生计问题、你的情绪以及
你的生活环境。

乔：是的，我想是的，关于我的生活环境。

苏茜：这是你的立足点，或者是你的归属。

乔：是的。我想现在，我唯一想到的就是——你知道，人们说谈论
金钱是庸俗的，好吧，不应该谈论金钱。

苏茜：嗯。

乔：我觉得人们谈论金钱是有原因的，那是因为他们没有钱，如果
你有钱，你就不会想到这个问题。就像你突然处于这样的窘境中，看到
地上哪怕只有 5 便士，你都会捡起来去买一个香蕉，或者别的什么东西。
你总是想着钱，想着自己缺钱，那么钱就会主宰你的生活。我感觉自己
快要被压垮了，因为我一直在做我选择的工作，在做我内心想做的工作，
但现在我觉得我不知道我的内心和直觉是不是告诉我了什么，因为我连
住的地方都没有，这让我伤透了脑筋。

苏茜：嗯。

乔：我觉得没有做想做的事，当时在一家公司上班，执行、调查、
探索，听别人的命令，而现在我时时刻刻都陷在自己的想法里，这种状
况不好受。

苏茜：嗯。

乔：啊，我想让自己摆脱这种状态。这么长时间以来，我都是那个
一直睡别人家沙发的朋友。说实话，这让我觉得自己毫无价值。但我觉
得我已经做好了准备做出改变，而在此之前我感到非常愤怒。

苏茜：嗯。

乔：我再也不想这样了，我觉得我要做出改变。

苏茜：那么，这是一个有趣的转变，不是吗？因为这意味着，尽管
困难重重，但是你并没有反对这个想法——你必须找到一种方法来照顾
你自己。

乔：是的，我觉得我需要为某些事情负责。

苏茜：你如何在短期内做到这一点，如何解决经济上的问题，这样你就不用捡起地上的 5 便士了。

乔：是的，我知道，这就是现实。

苏茜：啊哈。

乔：或任何东西，2 便士，1 便士。哦，是的，我认为这很困难，因为我不能，我没有父母的支持。我是独生女，我妈妈自己也不稳定，不能给我提供情感上或金钱上的帮助。

苏茜：嗯，在情感上和经济上都没有人帮助真的很艰难。

乔：是的。

苏茜：我不知道采取哪些步骤，治疗会对你有帮助。

乔：是吧。

苏茜：是的。

乔：我觉得是这样。

苏茜：因为这是一种停止在原地兜圈的方法，反复……

乔：是的，我感觉我处……

苏茜：一个循环中。

乔：是一个我无法摆脱的循环，我需要为某一个人迈出这一步。

苏茜：我认为你开始重新联系和接受别人，表明你已经迈出了这一步。你还没有达到我想要的状态，你需要一些真正的帮助。

乔：是的。

苏茜：你知道必须多尝试，思考和挑战自己。

乔：是的。

苏茜：你需要有人在你身边帮助你思考，教你如何去做以及帮忙解决问题。

乔：是的，我觉得我现在是这样想的，因为我感觉自己变成了一个和以前完全不同的人，或者……

苏茜：失望和损失，以及失去了工作，这些让你产生了非常困难的感觉。

你几次提到了"愤世嫉俗"这个词，我猜你的意思是你是如此地受伤，你不想变得愤世嫉俗和痛苦，你其实想要用你的能量让自己平静下来，这样就有了前进的动力。所以，让我想想这个问题，乔。

乔：好的。

苏茜：我会再与你联系。

乔：好的。

苏茜：一周之内。

乔：你会建议……

苏茜：是的，让我想想。我会好好考虑这个问题，我要想想，看哪个地方，或者哪个治疗师……

乔：嗯。

苏茜：可以跟你见面，好吗？

乔：好的。

苏茜：好了，就这样吧。

乔：谢谢。

苏茜：好的。

乔：哦，确认一下，嗯，这次治疗我需要付钱吗？

苏茜：没关系，你不用担心。

乔：谢谢你。

苏茜：好的，给我一个星期的时间。

乔：好的，没问题，你有我的电话号码，对吗？是的，你有。

苏茜：是的。


乔再次跟我取得联系，这让我感到很欣慰。我对她感到乐观。我知道，无论她是否能很快地找到一些演出工作，都会是一场艰苦的斗争。她面临的失败和痛苦，使她无法进入她的同龄人的世界。像许多演员一样，她扮演的角色帮助她寻找并表达了她的身份。如果没有这些角色，她就会被迫与自己的困惑发生冲突。

在英国国家医疗服务体系中，由于职位被一而再地削减，缺乏谈话疗法的相关服务，这让人很愤慨。尽管政府提出了相关言论，但缺乏对等的精神卫生服务，志愿服务也捉襟见肘。私人治疗部门（在精神分析和荣格研究的范围内）一直坚持以非常低的成本提供治疗，这意味着这些医师每周通常会为像乔这样的人留出几个小时的诊疗时间。

# 第 7 章

▼
▼

## 人生没有完美——接纳自己，才能爱自己

> 我想做一个令妻子满意的丈夫、儿子敬佩的父亲、工作伙伴尊敬的生意人，然而事与愿违，现在我很沮丧。

查尔斯五十多岁，他已经来了五个月。他是一家广告公司的合伙人，目前正在与一家新媒体公司进行合并谈判，这让他感到不安。他金发碧眼，看上去非常英俊，穿着一套定制西装，一件浅灰色亚麻 V 领 T 恤。他看似漫不经心的优雅与他内心的剧烈起伏格格不入。

查尔斯：你好，苏茜，我是查尔斯。

苏茜：进来吧。

查尔斯：好的。

苏茜：你好，查尔斯。

查尔斯：嗨，你好吗？我能脱下外套吗？今天好热。

苏茜：请便。

查尔斯：好吧，嗯。我知道你会问我上周发生了什么事，是的，确实发生了一些事。你知道合并的事……

苏茜：嗯，代理商。

查尔斯：广告代理商，对。我受到来自四面八方的压力，我没有告诉你的是，这听起来好像很可悲。我曾经是一个烟瘾很大的人，但是整整十年我都没有抽烟。十年前，我的岳父死于肺癌，过程发展得很缓慢，但是很可怕。为了孩子，为了我的健康，为了她，卡罗琳恳求我戒烟。虽然很难，但我做到了。我做了催眠治疗，最后花了几个月的时间，我成功戒烟了。我向卡罗琳保证过，我向她保证，我们要做一个不吸烟的家庭。大约一个月前，看到这些聪明能干的年轻人如何压榨我们，我感到如此地沮丧。我们是一个传统的机构，诚实守信……

苏茜：嗯。

查尔斯：我们所代表的是，正直。我们都，我们三个合伙人是同一所学校的校友。我们一起创建了这个公司，我们的底线是诚信。然而现在，我们被逼到走投无路，天哪，我都快 60 岁了，实在不想走这一步。

苏茜：嗯。

查尔斯：我又开始抽烟，我不知道为什么，开始抽得不是很多。后来公司来了三个男孩，身体强健，朝气蓬勃，他们来接管我们的工作。我当时只想离开，你知道。所以我一整天在办公室外抽了几次烟。实际上我开了个会，会上我说，对不起，我要出去抽根烟，对此他们很反感。

我对媒体公司的联合很感兴趣，也对那些有健康意识的人感兴趣。他们对查尔斯的吸烟行为感到反感，查尔斯对他们的不屑一顾表示蔑视。这里有什么解不开的结？

查尔斯：无论如何，这不是我可以自豪的事情。后来我吸烟吸得更厉害，今天是这样，周五、周一、周二都是这样……本周二我和我的网球伙伴一起去了里士满的酒吧，他出去抽根烟，所以我去了花园。当时我并不准备抽烟的，但还是抽了一根。然后我看到我的大儿子威尔走进了花园。他没看我一眼，其实他看到了我，但他的目光转向了别的地方，然后离开了，一句话也没有说。我想大概 18 个月前，当我撞见他抽烟的时候，我们一直在互相回避。这让我们都心事重重。

当查尔斯说到他的儿子威尔看向别处的时候，房间里传来一阵寒意。

苏茜：嗯。
查尔斯：那个时候正值圣诞节放假期间，我们不允许他在新年期间外出。他的零用钱被停了一个月，直到一月份才能用。圣诞节前他就不出去了。我们禁止他出门，让他读一些关于肺癌的文章。他知道他的外祖父死得很可怜。
上个星期，他看到了我。我不知道他会不会把这件事告诉卡罗琳。
苏茜：是因为这件事本身，还是你对自己感到失望？
查尔斯：是的，我对自己很失望。这事和卡罗琳有关，我们现在很少说话。我们相处得不是很好，两个人过着完全不同的生活。她每周有四天在诺福克，而我的周末总是安排得满满当当的，例如，参加晚餐聚会、玩帆船、打网球。所以我们很少说话。我知道她会很伤心，而且我……
苏茜：你知道，我真的很惊讶，我们见面的时候，你并没有告诉我她一周有四天都不在家。
查尔斯：这个我有点说不出口。

　　苏茜：嗯。

　　查尔斯：我们有点……

　　苏茜：我想这就是为什么如果她没有闻到你身上的烟味，你就还是会抽烟的原因。

　　这对我来说有点难以理解。我正在努力理清一些问题：他违背了对自己和卡罗琳不再抽烟的承诺；他们类似分居的事实；他对自己生意中遇到的问题的沮丧；以及他对和儿子之间的关系的无能为力。

　　查尔斯：没错。她没有——所以我周末不抽烟。我周五早上起床后就走了，周日晚上回来。所以如果我想抽烟的话，我是可以的。我知道我能再次戒烟，因为我以前成功戒过，但我就是不想戒。

　　苏茜：好吧，你是怎么想的？

　　查尔斯：呃，我……

　　苏茜：因为有什么重要的原因，不是什么原因都没有吧。

　　查尔斯：是的，好吧，我觉得有原因。你知道，这与我感受到来自各方面的压力有关。是的，我的薪水很高。就算公司合并，我仍然能挣到高薪。但是我的支出也很大——两个孩子花费不低，要供两套房子，还要负担度假。抽烟对我来说就是我的私人空间。你觉得我这样说得通吗？

　　苏茜：嗯。

　　查尔斯：而且我很多时候都让我的父亲很失望，他根本不在乎我。他去了马尔堡，我也去了那里，但他从事的是另外一个职业——会计。在80年代，广告业对于他来说算不上是一份工作。你知道，是的，我在这行做得不错。但他始终不认可。他对卡罗琳很好，对孩子们很好，去年夏天，他把我的小儿子汤姆送去美国露营。他从来没有为我做过这些，对于他来说几千英镑完全负担得起。他很有钱，天哪，他可是会计师。他在圣诞节的时候问，你们想要什么？汤姆说我想去美国参加夏令营，然后他说好，我会支付费用。他从来没有为我做过任何事，甚至从来没有问过我圣诞节想要什么。

（停顿，这时查尔斯感到受伤和愤怒）

苏茜：你能把他对汤姆的付出看成是对你的付出吗？

查尔斯：我不能。

苏茜：感觉就像自己毫无分量？

查尔斯：嗯。

苏茜：是的。我们能回到吸烟这个话题吗……

查尔斯：好的。

苏茜：如果说这是让你感到畅快的一种方式，那么它的作用很微小，不是吗？我的意思是，抽一支烟只需要 8 分钟吧？

查尔斯：8 分钟都没有。

苏茜：那是几分钟？毕竟是偷偷地抽。

查尔斯：2 分钟。你知道，我是说，当然，我知道尼古丁会上瘾，当你想放弃的时候，是很难做到的。但是，是的，我想它起的作用很微小。

苏茜：你在大楼外面吸烟的时候是什么样子？

查尔斯：我不知道。我想，应该很猥琐吧。

苏茜：是吗？

查尔斯：怎么说呢，我想是吧。但我的意思是，有句话是这样说的：最优秀的人总是聚集在吸烟区。

苏茜：和谁一起？

查尔斯：和外面其他吸烟者，我不认识的人。每个人都知道不应该这样做，这跟我被邀请加入一个俱乐部不一样。可能因为在家的时候我没有感觉到被重视，上班的时候我也没有感觉到被重视。对于威尔，这事我是真的搞砸了。过去的几天他基本上每天都外出，他显然并不想和我面对这件事。我是说，这样的爸爸是个什么榜样啊！是的，我知道这很糟糕。

苏茜：好吧，如果你能花时间思考一下怎么和他谈论这件事，那就没有那么糟糕了。卡罗琳每周有四天外出，你觉得这个很难说出口，你也不怎么跟她说话。事实上你和你的妻子都没有好好交谈过，所以现在必须谈谈。

查尔斯：嗯。

苏茜：所以，这是一次机会，让你思考想要成为一个什么样的父亲，承认威尔看到你抽烟这个事实，一起面对这个困难。

这不是"穷途末路"，这是新事物和新的可能性的开始。

查尔斯：哦，对了。听我说，我并不恨父亲。我对他没有太大的感觉。但相比我看到的其他父母，我不觉得我有一个可以学习的榜样。是的，我和孩子们有很棒的假期。我不踢足球，但是我以前常常带他们去看比赛，虽然这并不是我的爱好。我们有时会去打网球，但我从来都不是那种大家在公园里看到的让人羡慕的爸爸，那种生龙活虎的爸爸，像一个穿花衣的吹笛手，后面跟着一群孩子。

我花了我人生中很大一部分时间，想要我父亲注意到我。

苏茜：嗯。

查尔斯：我母亲去世了，所以我们搬到了别的地方。然后我上了预科学校。

苏茜：你知道的，查尔斯，我知道这些。

查尔斯：对不起。

苏茜：我不是这个意思。我是说关于你刚说的这件事，好像还有什么部分是我不知道的，我不知道那是什么。现在我在想这是不是一种和被这三个傲慢的家伙夺走公司的耻辱交织在一起的感觉，还是使你在你儿子面前感到羞愧的感觉？我想你是有故事的，这个故事有关遗弃，有关孤独，有关失去，而这些感觉阻碍了你，让你没法活在当下。

很不幸，你的童年里有一个人缺席了。不论是和同事、儿子还是和卡罗琳一起，你的做法都与你的家庭文化相悖，你的家庭文化非常浓厚。你和卡罗琳已经……

查尔斯：她一直都很棒。我是说她，我们刚在一起的时候她很年轻，而且她——她现在多大年纪了？——四十六还是四十七？她一直很坚强，而且她一直引导着我，鼓励我发展自己的事业。我没有过多的奢望，但我确实感到孤独，我感到很害怕。

苏茜：嗯。

现在我觉得，卡罗琳在经营家庭关系上比我想象的要做的多得多。查尔斯依赖她来经营家庭，这使得他在处理工作纷争、家庭矛盾以及和自己父亲的感情方面缺乏技巧。因此这几方面问题在相互碰撞。

查尔斯：你知道，我快 60 岁了，不再是 50 岁。就好像有一个俱乐部，我曾经是其中的一员，但现在不是了。

苏茜：年龄成了失去某些东西的一种解释了吗？那么你会去加入大楼外面的那个坏男孩俱乐部吗？

（两个人都笑了）然后和你儿子一起去惹麻烦？

查尔斯：你相信吗？因为妻子第二天早上要回家，所以我得在半夜里潦草地洗一下衬衣。嗯，我不知道，我真的感觉，我可以从外在看到自己的内心。

我可以读到一篇介绍自己作为广告业高管的文章。你知道，我可以阅读所有这些。我会去体会别人的嫉妒或惊诧，管他是什么。但是我不想这样，我一点也不想这样，我不想。我有朋友，你知道，虽然不是真正意义上的朋友，我还有我创造的东西。

我不愿意放弃布坎南（Buchanan's），是的，我们有三个合伙人，但是我的名字挂在机构的门上面。我不想让它……它会变成什么？会变成虎啸（Roar），还是虎啸（Roar）和布坎南（Buchanan's）？不，只会变成虎啸（Roar），虎啸·霍克顿时尚有限公司。我想说他们会做好的，他们会做得很好，他们可能会赚更多钱。但是你知道，我觉得我还没准备好放弃。

你觉得……我的意思是，我们只能接受这个事实是吗？

苏茜：对我来说很难把握的是你是如何感受的，还有你们三个人的公司是如何分裂的。

查尔斯：嗯。

苏茜：我还不太明白你是否自愿从这三个合作伙伴中退出的？你们三个人不再一起合作了？还是他们被诱惑了，或者确实有充足的理由合并？因为我不知道，也许你也不是很明白，你所创造的成就像水渠里的水被慢慢排走，而不是……

　　查尔斯：进入下一个阶段。

　　苏茜：是的，而不是被肯定。你被收购或合并的原因是因为你拥有一些东西。

　　查尔斯：我们当时招进来了一个天才，叫杰克。他现在大概 38 岁，就是通过他我们认识了虎啸这个公司。他非常聪明。我觉得他似乎有点阿斯伯格综合征的倾向，但他确实是，他是一个天才。

　　苏茜：嗯。

　　查尔斯：但是我一点也不喜欢他。

　　苏茜：嗯。

　　查尔斯：你知道，我不想和他打交道。他很挑衅，他想方设法地给一个合作伙伴描绘了一个广阔的图景，让事情变得一发不可收拾。

　　苏茜：是的，但是你对改变的恐惧让你将一切搁置在一旁，而不是……

　　查尔斯：是的。

　　苏茜：这让你停下来思考。比如，你会想，这会有意义吗？我有东西要学吗？我可以提供什么吗？

　　查尔斯：你知道吗？我从来没有那样想过。

　　苏茜：嗯。

　　查尔斯：我只是想，去你的，你们所有的人！

　　苏茜：有什么东西被夺走了？

　　查尔斯：是的，就像，一个心爱的玩具被抢走了。

　　苏茜：一个大玩具。

　　查尔斯：是的，特别大的玩具。

　　苏茜：你的人生？

　　查尔斯：在这之前，我在这个行业工作了 25 年。我认为没有人会真正理解合并这件事对我来说影响有多大。我觉得卡罗琳也不明白。当然，她知道发生了什么事，但她不感兴趣，一点也不感兴趣。她感兴趣的只有……

　　苏茜：好吧，除非你让这件事变得有趣，然后告诉她，否则她很难知道。除非你告诉她这对你来说意味着什么，不是为了英镑、先令和便士，而是……

查尔斯：我的意思是，我也可以选择退居二线，享受美好的生活，比如，旅行。我们还没有去过澳大利亚。我们总是去我们常去的地方旅行。我们最近什么也没有聊过。我们度假的时候总是这样。

苏茜：好吧，这也许是你要做的，但是当你回想一起做的事情的时候……

查尔斯：嗯，但什么叫参与？怎么样参与？

苏茜：我们谈的就是这个。

查尔斯：是吗？

苏茜：我很清楚你其实没有和你的合作伙伴们一起出去吃午餐，一起交谈。如果交谈的话，你们谈论的内容都围绕着律师和谈判，而不是关于你们共同创造的东西，或者你们经历的过程，以及它意味着什么，对于你们的意义是什么。

查尔斯：意味着要化解一些问题，我想。

苏茜：是的，这难道不值得我们去发现吗？

查尔斯：我的意思是，看起来错综复杂的事情，其实也没那么复杂。但是，如你所知，我们是校友，我们都是好男人，都是彼此孩子的教父教母。你知道，我们六个人，我们的妻子和我们一起出去度假。

苏茜：嗯，我还想说的是吸烟对身体有很多害处，不只是…

查尔斯：2 分钟，对。

苏茜：现在有机会好好想想你们面临的挑战和合作的解体，以及重新建立联系和各种可能性，而不是只想着让我离开这儿吧。

查尔斯：是的，当我谈论这个的时候，我感到很可悲。

苏茜：好吧，我不知道这是不是很可悲，但是，这是你的一个短期变化。

查尔斯：但是这会要了我的命的。

苏茜：你擅长编写故事，这正是你工作中所做的，或者说是你曾经做过的事……

查尔斯：嗯，是的。

苏茜：但是你却不能给自己时间讲述一个关于你自己的故事，告诉自己这个挑战对你来说意味着什么，并向自己提问。

　　查尔斯：嗯，那就更难了。

　　苏茜：是会更难，没错，这就是你在这里要做的事。但我觉得你还是不要通过抽2分钟的烟给自己减压，你每周来这里2次吧。

　　查尔斯：嗯。

　　苏茜：我们还要谈谈怎么能引发你和你的合作伙伴，你和卡罗琳之间的谈话，因为你和他们交流得实在太少了。

　　查尔斯：但是如果你少说一点，从某种程度上说你就不用想太多。我的意思是，对于威尔，我甚至不知道该怎么做。好吧，卡罗琳和我会说到这个的，你知道，在某个时刻会有……但我不知道，我的意思是，我真的很在乎他对我的看法。我是一个伪君子。

　　苏茜：你让你儿子失望了。

　　查尔斯：是的。

　　苏茜：而且你还让自己失望了，这就是你内心需要面对的。如何跟他说或者听他说，在某种程度上是另一件事……

　　查尔斯：嗯，所以你认为我应该主动提出来？我不知道该怎么做。

　　苏茜：你还有别的选择吗？你不可能永远躲在香烟后面。

　　查尔斯：每天2次，一次2分钟。嗯，我得走了。这真的太难了。我成长过程中没什么交流，我就是这样长大的。我和我爸爸真的没什么交流。我发现我也很难开口对我的儿子们说对不起，但是我爱他们，这个世界上我最爱的是他们。我不知道这是怎么回事。

　　苏茜：你刚才说你不知道是怎么回事，是不是在你的内心里都没有一个父亲的轮廓？

　　查尔斯：是的。

　　苏茜：这就是原因所在，你希望你的父亲为没能欣赏你、称赞你的成就而道歉，并津津乐道于你所做的工作。将这种情感包袱转移到你需要为孩子做的事上是不太对的。你的孩子们和你有你们自己之间的关系。你是一个有责任感的爸爸。但是爸爸们也会让人失望，我们现在需要解决的就是这些让人失望的问题。

　　查尔斯：是的。

苏茜：我想如果再多谈一点儿会很有用，但是今天我们就聊到这里吧。

查尔斯：好的，那我们下周五见。

苏茜：好的。

查尔斯：但是我不能，因为我还有很多事要处理。简单地说，我不能保证下周五之前能把烟戒掉。

苏茜：我是学校的老师吗？

查尔斯：（笑了）不是，但是那个……谢谢你。

苏茜：好了，你知道，建议你多交流，少抽烟。

查尔斯：好的。

苏茜：考虑一下。

查尔斯：谢谢！

苏茜：好的，下周再见。

查尔斯：好的，很好，好好享受阳光！

查尔斯担心自己吸烟的问题，因为他的儿子看到了他在抽烟。这次治疗的主题转移到这个事实上面：他和妻子以及他的合作伙伴没有什么交流，还有，他觉得很难开口和儿子谈论吸烟的问题。对于治疗师来说，总是需要做出选择，决定下一步该往哪里走。有时他们的选择是无意识的，有时是经过深思熟虑的。我觉得我不愿意谈论威尔这个话题是因为我从查尔斯那里得到的感觉，那就是他感觉自己还不够有经验，还不知道如何应对这种情况。

同时我获得了新的信息，他觉得他的父亲对自己是如此地视而不见。他对他的父亲作为祖父给予孙子的一切感到嫉妒。他不知道如何做父亲。所以我觉得很有必要谈谈他是怎么受到伤害，以及他和他的校友们建立的关系是如何破裂的。这些让他很无助。我也在想他对那些想要收购他公司的人的蔑视情绪，思考他的这种态度是否也是他与其父亲关系的一种体现（真实或猜想）。当儿子取代父亲的位置，一再重复他从来没有感觉自己被父亲接纳的痛苦，人们可能会把这种行为理解为俄狄浦斯的竞争。

查尔斯在母亲去世后，很小就被送进了寄宿学校。有大量的资料记载了寄宿学校文化的危害。值得庆幸的是，最近有关育儿和依恋的一些观念得到了修正，例如，无情的分离、情感和性的压抑以及虐待。对查尔斯来说，他失去了母亲，他无法为自己的悲伤和离开家的困境找到一个支撑点或者一个安放之处。所以他应对的方式就是封闭自己，尽力不让自己感觉太多。现在，很多年过去了，他的孩子们也长大了，他自己的情感困惑却回来了。这给了他一次机会，让他重新编织自己的故事，不是通过压抑，而是通过进一步的自我认知。

这些信息让我考虑下一次治疗我们要谈什么，以及如何抓住这些线索：卡罗琳、父亲、同事、威尔以及抽烟。

# 第 *8* 章

▼▼
▼▼

## 别再互相伤害——离开该离开的

> 发生了一些事……生活中的乏味和无
> 趣令人窒息……我们该继续维持这个关
> 系，还是应当分离?

## 第一次交谈

　　海伦二十八九岁。她来我这里做治疗已经 18 个月了。她是伦敦人，出生在一个中产阶级家庭。她四海为家，游历甚广，和她的朋友一起在纽约、香港、悉尼工作过一段时间。她在中学和大学成绩都很优秀，毕业后在一家著名的律师事务所工作。她个子高高的，金黄色的头发，修长的手指，笑容迷人。表面上看，她非常自信，但内心却充满了不安全感。她打算和交往了四年多的男友罗伯结婚。他是一名心脏外科医生，温和热情，支持她的工作，家庭背景和她相似。这些日子以来，她一直有兴趣探索关于她内心世界的东西，以及什么会使她激动，什么会让她愤怒，等等。但是她很善变，坚持自己的想法或感觉对她来说并不容易。

　　海伦：你好吗？
　　苏茜：很好，谢谢。
　　海伦：我刚过了一个，嗯，有点不可思议的周末。
　　我刚做了，嗯，我做了一件事，呃，是的……
　　啊，呃，我真的不知道该怎么办。对不起，我……
　　（长时间停顿）

　　海伦停在那里不再说话，我觉得她需要一个问题让她把想说的话说出口。

　　苏茜：在哪里发生的？是一件什么事？
　　海伦：这事本来只是关于工作的，但是我……噢……我，就是，跟一个男人上床了。
　　苏茜：呃，嗯。
　　海伦：从感情上和道德上，这都不可以，但是从身体上说，只不过是肌肤相亲。

　　她看着我，好像一半想让我同意她的说法，一半又不想让我同意。

　　苏茜：那个人是谁？
　　海伦：他是一个我认识的另一家公司的合伙人。只是，当时他用某种眼神看着我，然后……他说了一些话，我就这么做了……我就这么做了。我不知道为什么……我真的不知道。

　　我了解了一点这件事的经过。海伦几次欲言又止，但是一旦她开口了，就开始滔滔不绝地告诉我她做了什么。

　　苏茜：你想弄明白自己为什么那么做，是吗？
　　海伦：是的，但是……
　　苏茜：他多大年纪？
　　海伦：50 多岁了。
　　苏茜：呃，嗯。
　　海伦：一想到"那事儿"，我就觉得非常不舒服，也许是因为罗伯吧，我觉得更加不可思议。这不像是我，我从不做这种事。你知道，我只是，我从来没有做过那种事。是的，我真的不是那种人。

　　我对海伦使用的语言很感兴趣。她说"那种事""那事儿""我真的没做过那种事"。当我试着去理解这个偶然事件时，我的脑海里就会浮现出这样的话语模式。

　　苏茜：所以你让自己吃了一惊。
　　海伦：是的。
　　苏茜：是一种不舒服的感觉。
　　海伦：是的。
　　苏茜：那么昨天晚上和罗伯在一起有没有感到不舒服？
　　海伦：我心里是这样感觉的，但是我没表现出来。

苏茜：我知道，你可能会那样，不是吗？你非常善于……

海伦：是的。

苏茜：显然这种情况谁都可能会这样……

海伦：是的。

苏茜：想事情，然后对自己说没事儿。

海伦：嗯。

苏茜：事实上，当你的内心深处感到不安的时候，你就会……

海伦：（哭了起来）对不起……

　　　（继续哭……然后长时间的停顿）

苏茜：我想到的是……

海伦：嗯。

苏茜：……你把更真实的自己带到你面前来了。

　　当我说她把更真实的自己带到她面前来的时候，我指的是那些海伦自己都不太了解的琐碎部分。她的心理承受力从早期就得到了锻炼。她小时候在伦敦的一所私立女子学校读书。

　　在进入大学之前的几年里，她先后在泰国、澳大利亚和新西兰旅行，然后进入剑桥大学攻读法律专业。毕业后她顺利进入金环律师事务所（Golden Circle Law Firm）。而她的家庭背景是，海伦的母亲来自富裕的中产阶级家庭，在家庭生活之外她没有发展自己的事业，因为当年她母亲反对她外出工作，她的丈夫也不支持她工作。丈夫是一名知名律师。

　　海伦是四个孩子中最大的一个，被寄予厚望完成她母亲未能实现的志向。她要这样做，而且要做好，她从来没有过自己的愿望或志向。她只是在做一些别人要求她做的事，所以她时常感到空虚，感到毫无目的。她通过锻炼获得的特质，并没有成为助她一臂之力的不可或缺的因素，反而像是可有可无的。

　　在治疗中，我们暂且先解决有关她的未知部分的问题。

　　海伦：是的，但是我不知道那是谁，我也不知道我自己是一个怎样的人。

她的声音带着一种恳求，一种近乎绝望的呐喊。她不知道自己是谁。我感觉到她的沮丧。她想让自己更有活力，但是她的魅力背后隐藏着一种轻微的抑郁状态，而她身上没有被开发、未知的部分让她感到抑郁。

苏茜：我知道，也许这就是这次治疗的内容。这只是一种波动，与你处理事情的能力截然不同。你简直完美，深得罗伯爱恋，这可能意味着妨碍你发现其他的感受。

短暂的偏离不是你需要擦掉的污点，它们可能对你有用。

你在考虑嫁给他，也许你想让他知道你的困惑和你的……

海伦：我——只是这种想法，例如，向他表达的这种想法，真的——我不知道，仅仅是一种想法而已，就像，我不知道，谈论这些事情……

苏茜：你想告诉他你的困惑？

海伦：是的，对。这很奇怪。（笑了）和他谈谈，是的。

苏茜：你可以这样说：噢，我感觉很不好，我有点困惑。

海伦：我知道，但是他可能只会问，为什么？我觉得他不会明白。

苏茜：所以接着你可能会找到答案来回答他的"为什么"，就像你在这里回答为什么一样。

海伦：是吗？和那个男人上床我觉得很不可思议。

苏茜：我认为问题不是这个，问题是……

海伦：好吧，就好像……

苏茜：这对你来说就像打破了一些东西，你把里面的东西展示给我，但是这些东西你从来没有展示给罗伯。这是你的保护壳，一直以来都相安无事，但它也会……

海伦：就好像，他真的很棒，从不……

苏茜：是的，但是它剥夺了你的权利，让你不能展示真正的自己，其他方面的自己。

海伦：哪些方面？

苏茜：糟糕的方面，不太确定的方面，我们常常躲避的方面。

海伦：是的，我似乎能感觉到，我不知道，我不知道这些，我觉得有点——感觉很……

读这一段对话，看起来好像我忽略了海伦想要表达的内容。我在这一条轨道上，而她在另一条轨道上。海伦对思考、真理和事实都很感兴趣，但现在她还需要一些其他的东西。

我有这样一种想法：我试图延伸谈话的内容，忽略她的反应，同时又试图把她推向非常具体的思考，那就是："我告诉你了，不是吗？他很好。"

我希望海伦能够捕捉到那些游离的念头、不舒服的感觉、不适合的东西、被放逐的和隔离的生活的实质，这种生活在白天会消失得无影无踪，但每天早上她起床之时会浮现出来，让她焦虑不已。

海伦：是的，我似乎感觉，感觉挺好。为什么那样看着我？
苏茜：因为我有疑问。
海伦：（笑了）我感觉挺好的，我很好。
（长时间停顿）
苏茜：你认为这和你想要割伤自己的时候有什么相同之处吗？为了消除困难，你在这里要做的是把它展示出来，而不是驱逐它。

海伦曾周期性地割伤自己的手臂。她在准备中学高级水平考试期间就开始了。这种行为通常是由某种困难的感受或者不知所措的感受所激发的，她不知道该怎么应对。从以往的经历来看，这种割伤从某种程度上缓解了她的情绪，让她可以啜泣，消除她的困惑。对海伦来说，在治疗中一个越来越明显的发现就是，她的情感可以逐渐显露出来，而不是被压抑住。这里并没有一个"打开"或"关上"的开关。大多数时候，正如我们所看到的，她喜欢把一切梳理得顺顺当当的，而当她做不到的时候，她就会心烦意乱。

海伦：我觉得，很多时候，我都很孤独。
苏茜：嗯。

海伦：这好像又说不通，因为我身边总是有人。

苏茜：是这样，独自一人跟孤独是不一样的。

（她疑惑地看着我）

你可能忽略了自己的某些部分。

海伦现在谈到的"孤独"是她遭遇到的困难的重要部分，因为它与实现她的那些期望有关。例如，参加考试，进入名牌中学、大学和律师事务所，找到一个门当户对的男朋友，这些让她大受鼓舞。他们把她和别人做比较，但这种比较很单薄，因为别人只知道她的表象。

生活，以及了解自己，对海伦来说是完全陌生的。她对她感受到的孤独既充满兴趣又有点迷惑。

海伦：哪些部分？我为什么感到孤独？我忽略了什么？

苏茜：通过你向我的诉说，我的感觉是，你不是把这些部分放在了你的身体里，而是放在你自己之外的其他地方。当它们出现的时候，就像对你反击回来一样，让你深感不安。

我想我们一直希望帮助你了解这些部分。我想周末对你来说是陌生的，你的时间都被工作填充得满满当当，你都意识不到它有多么美好。

只要海伦被人和工作包围，并且知道别人对她的期望是什么，她就能高效率地运转。就她自己而言，她不太确定自己是谁，她感到空虚和失落。对她来说，她必须长时间地工作，不停地努力工作，然后尽情地玩耍。

海伦：是的，我有时觉得，比如，不知道意义是什么？这样做究竟有什么意义？

苏茜：嗯。

海伦：这究竟是为什么？比如，为什么我要为这个人工作而不是那个人？我在做什么？我是否会在同一个地方，终其一生做同样的事情？

苏茜：问得很好。

海伦：那么，然后呢？就像在冲浪用品店工作。（大笑）

苏茜：（也笑了）我认为这很好地说明了你的思维过程。它是这样的：如果我对我所在的声望颇高的律师事务所感到不满或不安，那也没什么。

你能暂停一下，看看是否有一些虽然困难但对你有意义的东西，更有助你的成长吗？

海伦：这就是意义所在吗？

对海伦来说，现实是非黑即白的。所以，如果她不能成为成功的律师，那对她来说一切都毫无意义。她可能会去做一些被她所受的教育和所处的社会阶层认为毫无用处的事情——例如，去商店工作，好像做这些就没有什么意义似的。我试着让她在这里放慢脚步，看看她是否能想象自己在任何地方做任何事情都有意义。

从另一个层面上，她询问生命的意义是什么——这是一个与人类存在有关的问题，我们每个人都会常常反思——但对她来说，这让她有一种紧迫感，如果认识不到这个意义，她就会一直跟随别人的脚步，而失去自我。

苏茜：不是这样，其实有很多意义。

海伦：什么意义？

今天早上我坐地铁的时候，我感觉自己就像，对，就是这样——就像我一直在这个隧道里，我将永远待在这个隧道里。

你也会有这样的感觉吗？……（停顿）

完全没有吗？……（停顿）

苏茜：迷失自己，失去你曾经的经历，这很难。

海伦：这有点抽象。你说的是什么意思？

苏茜：嗯，我觉得你每天早上醒来，就会感到焦虑，我们可以努力地让节奏慢下来，看能不能找寻到意义。

海伦：对——（明显地松了口气，提起精神挺直了背）是的，不错，是这样，就好像它在试图告诉我一些事情，是吗？

苏茜：是的，这种感觉也在保护你，但它也是——是一个信号，想要"告诉你什么"的信号。

海伦：是的，确实是这样，没错。

苏茜：所以，也许我们可以考虑一下这个问题，但不是立即采取行动。当你感到不安的时候，你就会急于采取行动，行动给了你一定的安慰。但当你遇到麻烦的时候，并不总会有简单的解决方案或者情感上的安抚方法。行动使你感到不那么软弱，因为你觉得自己在做事情，但有时我们需要把行动放到一边……

海伦：嗯，嗯，是的……

苏茜：独自地、慢慢地考虑这个信号是什么，然后某些空间可能向你打开。在那些空间里，可能会出现这些问题："我想成为一名律师吗？""我想成为某某吗？""我现在感觉怎么样？"如果你不立即去关闭它们，通过行动或尝试解决方案可能会帮助你找回你丢失的东西，而正是这些丢失的东西让你产生这种孤独感的。

海伦：是的，是的，你说得对……我的情绪好些了。是的……谢谢！

苏茜：下周二见！

海伦：好的。苏茜，谢谢！


海伦从来没有在自己身上找到过自我。她已经走上了"好好干"的道路，这使她丧失了自我。现在我建议她重新整理她内在的心理装备，里面可能有很多有趣的东西，让她能够依靠、倚仗，甚至享受。

我选择不去关注性方面的问题，不去关注关于想要或渴望和这个年纪大她很多的男人上床的问题。我也没有和海伦一起探究那个男人的年龄问题。不是因为我认为这些问题无关紧要，而是心理治疗总是在给定的时间里判断什么问题是最突出的。我从海伦的家庭背景中得知，海伦的父亲是一个年近60岁的男人，从她的角度来看，她的父亲很疏远，而且控制欲很强。他是一名商业律师，海伦很奇怪自己为什么选择了和她父亲一样的法律职业。父亲赞赏她的勤奋，并为她在学校里获得的奖项感到自豪，但他并不太认可她的工作雄心。她渴望得到他对她工作成功的认可。

她为律师事务所的资深合伙人对她的关注感到高兴——不管是男性还是女性。她描述当她得到男性合伙人的认可时，她感到战栗，仿佛踏入了禁地一样。这很容易被解读为本能的性冲动，但我不这么认为。在我看来，这似乎是一种超出正常的行为。这种超出正常的行为可能跟她敢于重新定位自己有关，还跟她为自己打开了某些可能性有关。这种行为质疑了她父亲对她的一贯印象。在他眼里，她是可爱的，但是不够严肃，肯定不会成为一个真正有工作野心的人。

她被另一家律师事务所的一位具有"父亲形象"的人引诱了，这可能是海伦想从一个与她父亲年龄相仿的男人那里为她的野心获得一些支持。她的父亲可能从未想过给予她这种认可，所以她下意识地自己去寻找。但是这样做的时候，她感到自己受到了惩罚，因为和这个男人上床的行为损害了她的道德。

读者可能会想，这是一种恋父情结吗？女儿和一个"替代的"父亲上床？我不认为这是一个确切的解释。她的动机很可能是为了在工作中从一个老男人那里得到支持和认可，然后下意识地"展现"给她的父亲，告诉父亲她能成为一名成功的职业女性。但是我不确定在这一点上，这样的解释能不能帮助挣扎中的海伦感受到内心真实的自己。

## 第 二 次 交 谈

8 个月以后，海伦仍然在做律师，仍然和罗伯在一起，只是最近诊断出了早期癌症，正在接受治疗。她不再那么反复无常，她对她的工作和人际关系充满了疑问。

海伦：你好，苏茜！

苏茜：你好！

海伦：你还好吗？

苏茜：很好，谢谢……你怎么样？

海伦：很好，是的，我很好。我今天感觉有点不一样。

苏茜：哪点不一样？

海伦：我喜欢你这样看着我。

**我觉得她指的是带着兴趣和好奇看着她。**

海伦：奇怪的是，上周我们拿到最终的诊断结果的时候，我感觉一切都在意料之中，虽然处于早期，但是你不能假装疾病没有发生。它在那里——我随时会想到这一点。而且我从没想过我会成为那些人中的一员，你知道，我从没想过会是我。

苏茜：是的。

海伦：我想我们从来没有想过会得癌症，癌症只是我们听到的字眼，当它真的发生的时候，我就会忍不住想，如果我没有及时去就诊，如果我没有看到健身房的墙上贴的健康提示，你知道，我就不会……是这样的，我朋友的妹妹去年因为误诊很快去世了。我只是……只是……这件事对我来说是一个很大的打击，不是吗？我觉得我注意到这个提示是有原因的。突然间，我的注意力转移到它上面，那就是乳癌慈善团体 "Coppa Feel"，这个慈善团体是一个了不起的女孩在她得了乳腺癌四期的时候创建的。那时，她只有 23 岁。为什么我以前没有留意到这些？如果我的知觉更敏锐些的话……在某种意义上，它超越了我的认识范围，有一些事，一些我不知道的事正在发生。

　　苏茜：这是个有趣的问题。我们不知道，因为我们无法重构这一情景，不管你是否感觉到了你的胸部的异样，还是没有意识到异样，感觉到你不……

　　海伦：是的，下意识地。

　　苏茜：你不舒服，有点不一样？

　　海伦：是的。

　　苏茜：然后你注意到了那张海报。

　　海伦：你觉得，你觉得我是不是很荒唐？会想到……

　　苏茜：我觉得你放松多了。

　　海伦：是的。

　　苏茜：有时候当我们感觉放松的时候，我们会寻求答案……

　　海伦：嗯，是这样。天哪，可能我会更……我知道最不可思议的事情是这件事让我更多地感觉到当前的重要。

　　苏茜：是的，我认为这是另一个悖论。因为你在梳理什么是重要的，什么是无关紧要的，你会更清楚地感受一切。

　　海伦：是的，这很有趣。以前，我的生活过得紧张忙碌，但是从我确诊的那一天起我就走出来了——我这样跟你说过——感觉就像突然间我能清楚地看见东西了。我会想，如果我明天不在这里会是什么样子？我以为这一切不会发生在我身上，但事实上就是我。所以我是什么样子？这就是我应该生活的样子吗？

　　苏茜：这个想法很感人，不是吗？

　　海伦：是的。

　　苏茜：因为你开始了寻找。

　　海伦：是的，是这样。

　　苏茜：对于你来说，突然出现了一个时钟，它说……

　　海伦：这就是为什么我会觉得可笑，是的，我想这就是为什么我会质疑究竟是巧合还是什么原因。你知道吗？这让我开始对很多事情产生质疑，甚至怀疑我的工作，我花了那么多时间都做了什么。那位慈善机构的创始人，好像叫克丽丝·哈莲葛，她做的事情让我思考。

苏茜：好吧，这是以前我们讨论过的一个问题，不是吗？

海伦：我知道。

苏茜：也许你埋头工作，对于你来说是安全的。但这是一个机会，让你知道你想不想从事律师的工作，或者你究竟想不想从事法律这个行业。

海伦：你知道吗？搞清楚这一切有点奇怪。我的意思是，就像你说的，这让我如释重负，但这也……很难。我感觉到焦虑，这是因为你帮助我认识了这种感觉。我可能是错的，但我认为，这种焦虑源自一种感觉，我不想在这一刻失去这种感觉。

苏茜：你的意思是，你不想让一切回到过去？

海伦：是的，是这样。

苏茜：嗯。

海伦：你知道……

苏茜：我认为你想抓住这个机会是可以理解的。

海伦：是的，不过……

苏茜：抓住这个机会，这就是你的生活，这就是你。

海伦：是的，我读了一些有关音乐家威尔科·约翰逊的文章。他已是癌症晚期，不过现在还活着。他说他现在的感觉就像正在向生活的土地降落，这片土地似乎还在沉睡着。这让我产生了深深的共鸣，因为他的话让我觉得我不想再沉睡。我知道我们曾经谈到过，去年发生在我和罗伯之间的事，我决定就当什么事也没发生过。我不知道我是否想要离开，离开我日复一日重复的而且从不质疑的生活状态。

苏茜：我认为你遇到了一个真正的难题，不是吗？因为你想生活得更通透、更明白。

海伦：是的，我知道，而且我觉得，这让我感到焦虑。

苏茜：这种焦虑给人带来的压力令人兴奋，但也充满挑战性。

海伦：你知道吗？苏茜，这让我想起了我刚爱上罗伯的时候。

苏茜：嗯。

　　海伦：五年前，一切是那么清晰，然后逐渐模糊起来。我不知道那是不是我，我也不知道是不是某种化学物质在起作用，或者是不是当一个人不再察看真相，而事实上你看到的就是真相——或者说，我不再想看到的是……这周我有几次医院的预约，罗伯错过了第二次。我并不是期待或者需要他出现在那里，但是我觉得他缺席更多的是出于情感方面的因素。他工作结束后回到家里，似乎有些冷漠。我并不是说我想要他为我付出，我明白，我自己的事情需要自己解决，这是我的事情，我不想把太多的东西转嫁到他身上。我已经和他谈过这个，但是，当我们坐在沙发上，我看着他，我就想"就这样吗？"……

　　苏茜：你能说说你的感受吗？

　　海伦：我说不出来。

　　苏茜：不好意思，我一直在问这样的问题。

　　海伦：没关系。

　　苏茜：好吧。你能不能对自己说，即使你不能对他说。你说我自己可以解决这个问题。但是你不得不独自去赴第二次预约的时候是什么感觉？

　　海伦：两种感觉——我感到不可思议地好，同时也感到不可思议地愤怒。

　　苏茜：嗯。

　　海伦：你知道，我可以把它定义为愤怒。但它并不是愤怒，而是麻木，这不是我想要的。我觉得我希望他能来，因为他在那里就好，不是因为我真的需要他为我分担。

　　苏茜：嗯。

　　海伦：你知道吗？这很可怕，也许我坐在那里看着他，想……这可能有点攻击性，但我不知道，我不知道我对他的感情是什么样的。

　　苏茜：你说的攻击性指什么？我有点不能理解。

　　海伦：噢，我不知道。很难知道我是不是——这是一种尝试疏远的冲动，或者这究竟是不是一件坏事。你知道，也许我想要的不仅仅是婚姻和孩子。

　　这很可怕，因为我不知道，我不知道，因为我爱他但我是不是，他是不是……

苏茜：好吧，从你的角度来看，我认为这个问题很重要。同时我认为这是一种抑制，只是现在表现得更紧迫，因为你们从来没有一起好好交谈过。对于你生病这件事情，他可能不知所措，他可能会害怕失去你。

海伦似乎并不能赞同这一想法，对于她的诊断结果，罗伯的反应可能并不一样。她像磐石一样吸引着他，但即便这样，罗伯也可能会忽视海伦。他是一名医生，做着拯救生命的工作。然而，正如我们从一些医疗协议中得知的，医生们因为情感依附的原因，他们一般不对自己的爱人进行治疗。就算这种情感依附并不显而易见，或者并不成为一个阻碍，但也可能会妨碍他们。当然，这并不意味着我们知道对于海伦的诊断结果，他会是什么感受。

海伦：你觉得呢？他只是觉得他没有去而已。

苏茜：他拒绝跟你沟通吗？他是否有足够的能力来分担他所经历的一切？你觉得有些无助，可能他也一样。

海伦：是的，我觉得，我不知道是否……

苏茜：他是和你一起面对困境的人，是和你一起度过这段艰难日子的人。

海伦：是的，是的。但是，和他在一起我是怎样的我？我自己又是怎样的？

苏茜：如果你就是现在这样，不再是过去的你，会怎样呢？

海伦也想知道她自己是怎样的，或者她想展现给我们的是什么样子。我们还有很多工作要做，我们需要帮她整合出构成海伦这个完整的人的不同状态。她让自己陷入脆弱，对自己展现的不同状态感到好奇。而她对"自己是什么样子"的描述让我很感兴趣。

海伦：嗯。

苏茜：会发生什么？

海伦：我在思考。如果我没有早点弄明白，明天这些问题还会以不同的形式出现。如果是这样的话，我晚上就不想睡觉了。我想知道罗伯是不是也会这样。也许这并不合理，也许只是因为，我想急于摆脱这种感觉。因为去年我们有过一次谈话，他说他想要两个孩子，反正车子里的位置也够用……

苏茜：所以那一刻你发现他很乏味，让你很失望。你看，那里是他，这里是你，然后这之间是你们的关系。你们之间的关系是你们共同创造的，它可能不像你希望的那样充分地为你们每一个人服务。它可能是开放式的，也可能不是。现在探索这个问题是有意义的。

海伦：是的，这很可怕。因为，如果没有这个关系，我又是谁？如果没有他……

苏茜：是的，这难道不是"你是谁"这个问题吗？

海伦：是的，但是我觉得我能感觉到他的感受，这是来自我内心的一种感觉。

苏茜：继续说。

海伦：就像——我不能摆脱，我只能短暂地忘记，然后这种感觉还是会回来。这是一种很难解释的感觉，就像某种来自内心的瘙痒。

苏茜：你想摆脱的是什么？

海伦：就是，来自……就像来自内心的什么东西，我不知道怎么解释，苏茜。

苏茜：不错。我可能失去了你，但是我不想失去你。是这种感觉吧？

海伦：就像我需要什么东西，就像我的血管里有什么东西在瘙痒。

苏茜：像是肿胀、发炎？

海伦：可能吧。但是这种感觉就像，不管它是什么，我都无法表达出来。

苏茜：你的血管是用来运载你的血液的。

海伦：嗯。

苏茜：这种感觉传遍你的全身吗？

海伦：是的。

苏茜：而且它们是——事实上你能意识到它们的存在……

海伦：是的。

苏茜：你知道这个让我想起了什么吗？

海伦：什么？

苏茜：这个可能说得有点远了，但是这让我想起了你曾经割伤自己证明你还活着的那个时候。

海伦：我知道，是的。

苏茜：我在想这个瘙痒的东西包含了什么信息？

海伦：什么信息？

苏茜：它可能是你指定的东西，是你想要的——是一种渴望，一种向往。

海伦：如果……我们下周末就要举行婚礼了，我很害怕。

苏茜：继续说吧。

海伦：我害怕那些老一套的规矩。他会穿上那套西装，你知道，我会买一些新的东西，我们坐进车里，只有我和他……

苏茜：你在想象你的婚礼，这是你恐惧的缘由吗？

海伦：我不知道。

苏茜：或者你这样的年龄就容易陷入这种烦恼循环？

海伦：不是，更多的是因为乘汽车旅行。（笑了）你为什么那样看着我？

苏茜：我想问，那里有什么，或者车里会发生什么？我那样看着你，是因为我很吃惊，也很感兴趣。

海伦：嗯，但是我不知道还有没有别的选择？这一切应该是什么样子？

苏茜：好吧，假设你现在告诉了他你的真实感受。

海伦：我不知道，我无法想象。

苏茜：来吧，你是怎么想的，你可以在这里说。

海伦：我觉得他只会说，别傻了，没事的。

苏茜：如果你说，在我的生活中，我有一种强烈的感觉，这种感觉让我质疑一切关于……

如果你这样说会怎么样？

海伦：噢，我无法想象这样的对话。这难道不奇怪吗？

苏茜：我觉得你将你们恋爱时的情形做了对比，然后我认为你沉溺其中了，你要告诉他真实的你，也要去发现真实的他。汽车之旅也许是一个非常好的机会……

海伦：和他说这些？

苏茜：是的。

海伦：我做不到。是的，我到底害怕什么？

苏茜：你害怕发现他不是合适的人。你害怕发现你们的关系虽然没什么问题，但是还不够深入。你害怕的是这两者之间的任何问题。

海伦：嗯。

苏茜：你害怕开诚布公，害怕告诉他其实你不想要两个孩子。

海伦：噢，就像生了病的感觉。是的，这让我感到难受。

苏茜：如果努力把真实的自己展现在他面前，结果会怎样？

海伦：呃，然后对他说我感觉不……我感觉到了一些东西，但是感觉和以前不一样。

苏茜：有没有一种方法可以激发谈话的内容，而不是感觉自己被困住了。你们可以谈谈，这是怎样一件你们双方必须经历的事情。

海伦：是的，我知道，我们从未有过这样的谈话。我认为他不知道该怎么解决，他不知道，他没尝试过。这就是为什么我想从更高的层次来寻求"就是这样吗？"这个问题的答案。血检之后，你回到正常的生活中，你每天服药，然后你回去工作，假装什么事也没发生过。

苏茜：你对待自己的治疗很积极，你的思维也很活跃。

海伦：是吧，我明白。

苏茜：我想知道你是否可以利用这次汽车之旅来了解他现在的感受和他以前的感受，以及是否能为你们开启一种新的对话方式。

海伦：嗯。

苏茜：你也可以说出你的感受，一切不需要多么有序、事先约定等，我觉得你正在朝着这个方向努力。

海伦：所以我要做些什么，我要怎么做，我要怎么开始？如果是你，你会怎么开始？苏茜。

苏茜：婚礼那天，你们坐车需要一个半小时，这是一个开始……

海伦：是的。

苏茜：了解这整个阶段是如何影响他的，不是很有帮助吗？

海伦：对，没错。

苏茜：而且这是一个开始。

海伦：是的。但是你知道吗？也许我生气是因为他没有告诉我。

苏茜：是的，也许这就是作为夫妻的意义所在。如果没有另一个人的提醒或怂恿，这个人可能就做不成这件事，而且如果没有……

海伦：你知道还发生了什么事吗？有一天他想要做爱，我说我感觉不舒服，我感到宽慰的是，我说了一个借口，那就是……

苏茜：好吧，所以我认为你只是在确认我们说的话。因为如果这是他想接近你的方式，而你又正好不想要……

海伦：好的，我知道了。但是不管怎么说，这已经是好久之前的事了。

苏茜：而你当时不想要，是因为你感觉不太亲近。你需要找到一种方法来判断你们之间是否有亲密感，而语言可能是拉近距离和感受亲密感的一种方式。

海伦：哦，是的。你知道，也许你是对的，苏茜。也许我需要和他谈谈。但可怕的是，如果我没有患癌症，也许这次谈话就不会发生了。

苏茜：可能没有那么紧急，但我觉得我们获得了一些提示。

海伦：嗯，是吗？真的吗？

苏茜：是的，我认为你和另一家公司的合伙人发生的事情暗示了你需要调整与罗伯的关系或者你感觉你们的关系很疏远，或者你的内心发生了变化，而你想要和罗伯建立不一样的关系，现在就是一个机会。

海伦：是的。

苏茜：逆境给了你动力，看你是否能够想象到，你其实能超越那种被困住的感觉，这是很有用的。

海伦：是的，有趣的是，当癌症确诊的时候，我立刻感觉自己离他更近了。这种感觉持续了大约一个星期，然后距离感又回来了，所以很难确认是我的原因还是他的原因。

苏茜：你们双方都有原因。

海伦：嗯。

苏茜：夫妻真的很擅长相互适应调整，处理得当，你们两人就有可能保持良好的关系；处理不当，那么也没有太多回旋的余地。

海伦：维持关系有什么意义？

苏茜：你说说有什么意义。

海伦：关系在那所以就得维持，未知的仍然是未知。

苏茜：如果你自己不面对真实的自己的话，任何改变都没有意义，所以你不妨在这里做个尝试。

海伦：那么，如果我真实地面对自己了，如果我想改变，那么通过我在这里的尝试你就会得知结果会怎样吗？

苏茜：不能，我认为做事情不是只有一种方法，但我不确定，我想这是……

海伦：新的尝试会不会很可怕，比现在更可怕？或者那只是一种幻想？还是两者都很可怕，到底哪种好一些？

苏茜：我认为我们不能说哪种就一定怎么样，但我不明白为什么……

海伦：为什么？

苏茜：避免……你和他之间发生了很多事情，为什么不值得一试？看看是否能探索到更深一层的关系？

海伦：我觉得我很生气。

苏茜：是的，你可能会生气，但是我认为愤怒的背后要么是失望，要么是自以为是，要么是你深陷其中，有很多话想说。

海伦：说出来比什么都不说更可怕，或者更不舒服。但是，我觉得这就是重点，不是吗？

苏茜：嗯。

海伦：噢，不行，苏茜，我必须这么做。

苏茜：好吧，你看，这一周你不需要去做，我们会再次见面，你会好好考虑这个问题吗？

海伦：好的，我会。为什么我会感到恼怒？

苏茜：你可能是对我感到恼怒，因为我听到了你在说什么。

海伦：这很有意思。是的，我很生气。为什么会自相矛盾？

苏茜：是这样的，也许你认为你可以来这里倾倒情绪垃圾，但实际上我对你很感兴趣，所以我不只是一个垃圾箱。

海伦：不会吧，你觉得是那样吗？

苏茜：不是，那样说有点过了。我的意思是，在这个房间，我们之间的关系，这里并不只是一个让你减轻压力的地方。

海伦：是的，我知道。当然不是，当然不是。

苏茜：这个地方关于梦想，关于激励，关于麻烦，关于可能性，这就是我们所在的地方。

如果治疗只是缓解压力，那么根本就不叫治疗。因为这没有引发变化，事情还是没有进展，原地踏步。当然，有时候，因为心理治疗室是唯一能说真话的地方，它会让人感觉是一个可以存放情绪垃圾的地方，同时，治疗也是一个通往探索、理解和消除冲突的过程。

海伦：存在某种可能性，这是事实，不是吗？

苏茜：是的，这是可能的。

海伦：这很可怕。

苏茜：所以关于这一点……

海伦：好的。

苏茜：是的。

海伦：不要那样看着我。

苏茜：我不那样看着你，我送你回家。

海伦：我会好好想想的。

苏茜：我觉得你不可能不去想这个问题，这可能会有帮助。

海伦：好的。对，有帮助，是的，很好。这样很好，不是吗？

苏茜：好了，你不必为我做得更好，我想我们只要接受将会发生巨大的变化就好了。

海伦：噢，天哪。

苏茜：或者说是挑战——我们可以把它们称为挑战。

海伦：挑战，好吧。

海伦正在探索她是否想和罗伯在一起，和他一起生活。而罗伯从社会层面做出了选择，他们过去也曾幸福过。但是，在癌症确诊之前和之后，海伦的变化让人担心，担心他们可能无法建立她想要的那种伴侣关系。罗伯难以开口谈论他的情绪状态，这让她感到很沮丧。她同时意识到自己也不知道如何开始她想要的谈话。一方面她希望终止这种关系，而另一方面她也看到了自己在敞开心扉方面的不足。这往往是一种挑战：你们在某一时刻相遇，并建立一段关系，而这种关系本身往往会刺激情感的增长，从而使双方因为彼此之间的关系而改变自我。然后随着生活的不断前行，两个人的相处也进入令人满意的模式。但是它也会变得僵化，夫妻共同生活的兴奋感也随之消失，从而导致一方或另一方质疑关系是否还存在。

治疗常常被指责在人际关系中制造隔阂。我的经验则正好相反，因为我意识到，如果解决问题的欲望十分强烈，我希望看到关系能得以加强。当然，在治疗中我们发现，破坏的、控制的、伤害性的关系需要被解除。这些人需要帮助，从而明白他们之间的艰难和互相伤害的关系，这样他们才能离开。

# 第 9 章

面对失去的恐惧——才能不恐惧"失去的痛"

> 　　一切都糟透了，我不明白我做错了什么。

　　我和哈丽特见面 6 个月了。她最近刚和同居男友分开，搬出了合住的房子。

　　哈丽特还是小女孩的时候就从津巴布韦来到美国。现在她在一所小学任职，做学校秘书。她进门的时候裹得严严实实，戴着栗色和黄色相间的大围巾，围巾快有她人那么大了，绕在脖子上，一直垂下来，几乎盖住了她的蓝色外套。她坐在沙发中间，看起来很小。

　　这次我们说的话不多，但在我看来，我们似乎是通过沉默联系在一起的，看似没什么话，实则有很多话想说。我们不会因为沉默而怅然若失，也不会因为沉默而结束谈话。沉默中深藏的情感波澜就是我们想要挖掘的。

　　苏茜：你好！
　　哈丽特：这些天都开始的有点晚，很抱歉我迟到了。
　　天气好冷！我都快冻僵了，可以开始了吗？……
　　（长时间停顿）
　　我感觉今天我好像不知道为什么要来这里。

　　她停顿的时候我也没说话。

　　苏茜：嗯，好。
　　哈丽特：我本来——不是，来之前我还准备不来了，但是——哦，该死，我想，已经来不及改变主意了。我应该履行约定……（苦笑了一下）
　　你圣诞节过得怎么样？
　　苏茜：说说你过得怎么样吧。
　　哈丽特：很安静。
　　我原本想一个人待着，但是平安夜我妹妹带着小外甥来了。这样也挺好的。
　　然而没过多久，我就很想让他们回去。
　　苏茜：嗯。
　　哈丽特：是的。

（长时间的停顿）

苏茜：因为你需要一个人待着，和自己在一起。

哈丽特：是的。

（停顿）

苏茜：因为难过或精疲力竭？

哈丽特：没错。

（停顿）

一切都变了。

这么短的时间，一切都大变样。

我想一个人待着。这样很好，很好。没错。

这么长时间以来我第一次一个人待着。在人前露面、交际，享受圣诞欢乐气氛……不，我做不到。我不想。

有人邀请了我，太好了，我很高兴有人邀请我……

但是，对不起，对不起，真的对不起。

我不知道哈丽特为什么说对不起，然而我意识到如果我问她会打断她的思路。

哈丽特：噢，我讨厌总是说对不起，我讨厌说对不起。

（长时间的停顿）

我是怎么来到这里的？过去的几个星期我一直在思考这个问题，苏茜。有一种感觉困扰着我，我觉得，一个人做出一个决定，那个决定打开了一片新天地。

我与生俱来的一切，成长中拥有的一切，曾经的抱负，曾经的希望，噢……所有这些都倒塌了……

听起来很糟糕，是不是，很糟糕。

这些话没有传达出哈丽特情感上的沮丧，所以我想让她表达出来。

苏茜：你很心碎，很迷茫，迷失了自我。你受到了很大的伤害，很迷茫而且很困惑。

　　哈丽特：（绝望地大哭）究竟要多久才能好起来？要多久才行？

　　哈丽特处于震惊之中。她在慢慢地感知失去伴侣带来的损失。这种失去感让人不想相信它是真的。她不知道她是怎么走到这一步的。她处于悲痛的状态，不愿意和别人待在一起，在人群中只能出现几分钟。

　　哈丽特渴望被人理解，这样她就能了解自己和知道发生了什么。她需要有人和她一起感受她的恐惧和阴郁。她的悲伤深深地触动了我。

　　哈丽特：我不明白我做错了什么，我不明白。为了生一个孩子，我可能花了太长时间，可能花了太长时间，可能我太放任自己享乐了。

　　我46岁了，我却不明白到底发生了什么。

　　如果10年前你问我这个问题，我会说一切都很美好。我可以，可以往前看，而现在一切都……（停顿）

　　苏茜：一切都停滞不前，毫无希望？

　　哈丽特：我不知道该怎样走出来。我不喜欢这种感觉。

　　苏茜：告诉我，这是一种什么感觉？当我说一切都停滞不前毫无希望的时候，我看到你用手捂住了嘴巴。

　　我常常观察同时感受和我交谈的这个人说的话，她往往说的是一回事，实际又是另一回事。为了感受哈丽特所经历的痛苦，我也尝试让自己陷入这样一种情绪，交谈的时候，我会体味她的痛苦。这是移情认同的一种体现形式，治疗师常常会用到。

　　心理治疗师的治疗过程是一项特殊的活动，因为人的情感大门的某一部分是敞开的、放松的，反映在说了什么，怎么说的，以及情感是怎么表达的。同时，我们和病人感同身受，就像我们和他们一起生活，在他们的痛苦和困惑中一样。所以，如果不明白这些，我就不会注意到哈丽特用手捂住了嘴巴这个细节。我明白了她内心的冲突，既想表达自己又想闭口不言。对于她用手捂住嘴巴这个细节，她根本没经过思考，是无意识的、突然的。

在这次治疗中，她的身体姿势的特征是蜷缩在一起。她坐在沙发上，看起来很瘦小。但实际上她长得并不小巧。她呈现在我面前的形象就像冬眠中的睡鼠：把自己藏起来，直到能从冬眠中醒来。当我告诉她关于她手的动作时，她怔怔地看着我。

哈丽特：（微微一笑）我知道，而且现在你指出来了。我现在非常清楚我刚才那个动作，因为我感觉如果我不捂住嘴巴的话，情绪就要崩溃了。

情绪会崩溃的很厉害，我感到害怕。

哈丽特害怕承受不了这一切。一方面，她需要安静，另一方面，她需要用语言来表达她经历的一切和遭受的毁灭性的打击。

哈丽特和她的同居男友做过两次试管婴儿，两次都失败了。所以她离开了他们一起生活了 6 年的家。

苏茜：你以前不知道你不能怀孕？

哈丽特：是的。

苏茜：面对这个事实，你沉溺在其中，它偷走了你的未来，偷走了怀孕生子成为妈妈的机会……

哈丽特：（啜泣）我该怎么办？

苏茜：这是双重损失，不是吗？哈丽特。因为你还失去了伴侣，所以你很茫然。

我没有直接处理哈丽特的问题。我知道这个问题是无法回答的。我的任务是找到一种方法帮助她走出痛苦。

人们想知道，一些令人无法忍受和无法回答的事情最后是如何被接受的，尽管只是勉强地或被迫地接受。

心理治疗师在实践的过程中观察到，一个事件所引发的复杂情感表达的空间越大，产生悲痛和失去感的力量就越强。

失去不代表终结。认识和体验很重要，因为随着时间的推移，失去本身会从现在的恐惧转变成一种可以与之共存的悲伤。在治疗室之外，人们也许想让哈丽特开心，或者回避她的痛苦，或者格外小心，不提起她的伤心事。这样做都是出于同情和关心，但是这没有用，帮不了哈丽特。

哈丽特：但是并不是只有我这样，我知道很多人也有这样的时候。我知道，来做心理治疗也没什么大不了，没什么大不了，天知道我多么地满怀希望。

苏茜：嗯……啊。

哈丽特：所以我觉得今天有点无法面对你。

苏茜：嗯。

哈丽特：你怎么看待我所做的这些？这并不奇怪，是吗？

苏茜：我觉得你现在的状态很奇怪，也很痛苦。我不知道你是否带着某种愧疚感。

哈丽特：是的，我确实感到很愧疚……

我好像嗅到了愧疚的气息。人们通过表达表现出他们感情的微妙之处，而训练有素的治疗师则可以敏锐地捕捉到这些微妙之处。虽然它只是轻轻的低语，却传到了我的耳中。诊疗倾听的节奏慢慢放缓，我用心捕捉那些容易被忽略、忽视或感受不到的信息。

哈丽特的愧疚也是如此。

她的愧疚感伤害了她的自我意识，这似乎是为了保护她免受额外的伤害。

当你感到愧疚的时候，愧疚会使你停止其他的思考和感觉。你处在一个封闭的循环中，很难释放悲伤。但是，能够让哈丽特从失去中解脱出来的将是她感受以及消化痛苦的能力，不受愧疚感摧毁的能力。

感受是心理变化的核心。感受看起来很寻常，然而如果我们处理不好，它会给我们带来巨大的问题。当我们误解自己的感受，例如，哈丽特就把自己的感受误解成羞愧，就会很容易激发出某种错误的情绪，而且这种情绪似乎难以消散。我们可能会问，羞耻感是不是一个浮在表面的感觉，就像我们看到的道格拉斯与愤怒的感觉一样，这种感觉个体已经习惯承受，但能够被激起，一旦激发出来，人的内心就会有痛苦。如果我们继续探索，也许能够察觉到更广泛的感受，例如失望、悲伤、伤害、孤独和脆弱。这样的感受，一旦经历过，可能会让身处困境的人发生改变。能够接收到这些复杂的感觉，并且能够准确地感受到它们，会让他们发生更多的改变，就像他们无意识地说出更多的想法一样。

苏茜：当你说你有点无法面对我的时候，我感觉到了，我试着理解你的为难，因为我了解你的痛苦。

最痛苦的是你怀不上孩子，但是你无须为此负责任啊。

这很可怕，我知道，要接受这个可怕的事实很难，所以你可能会羞愧，或者觉得是自己的错，但它只是……

哈丽特：（大哭）这是我的错，我已经 46 岁了，我不知道下次还能不能付得起你的费用，我不知道下周我会住在哪里，我不知道。我是怎么走到这一步的？

我不想这样，不想做一个受害者，我无法感觉……

苏茜：是的，你的处境很糟糕。你自己选择离开的，你这样做……

哈丽特的羞愧让她停止了思考。她为自己是一个受害者、一个穷人，而且没有稳定的住处而感到羞愧。她很孤独，她把自己孤立起来，她被困住了。

哈丽特：我不能留下来。

苏茜：是的，你不能留下来，但那也是你的家。

哈丽特：噢，太令人难过了，太难过了，真的太难过了。我不能忍受自己仍然待在他身边。

他从来不会生气，他从不生气。待在那里看着他难过我受不了。他是如此地悲伤。

我在想，他的痛苦对她来说是多么难以忍受，因为这也增加了她自己的痛苦。但是，通过了解她的过去，我想到了她早年生活中与之相似的经历。

第二次做试管婴儿失败后，她离开了一起生活了 6 年的伴侣。这映射出早期的离别——年仅 6 岁，她就跟随母亲从非洲南部来到英国，而她父亲留在了非洲。这让我思考离别，关系破裂的伤感，以及无力重塑关系的失落感。她把自己从她的公寓里，从她的伴侣那里流放出来，她违背了生一个孩子的承诺，也因此失去了他们预想的未来。

哈丽特：这感觉像是一种放纵。

苏茜：嗯。但是你知道，最让人感到痛苦的是，你们双双在痛苦中哭泣，连话都说不出来。

当你的梦想崩塌，你们两个人，或者说你，坠入一个深渊，越陷越深。这种伤害让你感到羞愧，这也是为什么你不能在人群中待很长时间的原因。

我试图从我们的沟通中找到一个突破点。不去阻止哈丽特恐惧，而是为她输入另一个理念，这个理念将打破她固执的想法，这个想法就是认为离开她的公寓和伴侣是注定的、不可避免和走投无路的。

哈丽特：是的。

苏茜：而且我不知道你是否也感到有些尴尬，为你刚才说的你可能付不起咨询费。

哈丽特：那正是我想要说的，我需要来治疗，但是我没什么钱了。

苏茜：你觉得你没有东西可以给予？

哈丽特：我没有。我感到很糟糕……我现在都不敢相信……我不知道下个月我拿什么生活，这也是我今天不想来的原因，但后来我还是来了。怎么说呢，我们已经预约好了，我必须支付咨询费。就算我没来，我还是要付咨询费。

苏茜：你在极端情况下做了一系列的选择，不是吗？现在你在思考这些决定和它们对你造成的影响。

哈丽特：是的。

苏茜：其中一个是经济问题。这不是唯一的问题，但是我认为也许是时候重新考虑一下了。这就是你说的：我是怎么到这个地步的？我做了些什么？这些是怎么发生的？这就是我们所关注的，我认为我们暂时先把经济问题放在一边。

哈丽特：我不想欠债，我不想欠人人情。

苏茜：我不会让你那样做。我觉得那样行不通。我们需要协商一下你能支付的金额，你先付这些，因为我也不想让你负债累累，那样不行。

哈丽特：（激动得说不出话来）谢谢！谢谢！

苏茜：说实话，您会想想应该怎么做才恰当吗？

哈丽特：说实话，我会。

苏茜：那我们下周二见。

哈丽特：好的。


我在想，那些令人难以理解的事情是怎样让一个人感到极其无助的，而心理上没有人会喜欢无助的感觉。我们宁愿自己担起责任；我们宁愿改变周遭的事物，让看起来一切不幸都是我们自己的原因。这成了我们理解事物的一种方式。它也是每天思想上的神奇杠杆，如果我没有，我就不会……如果我学习了，我就能获得 A。

责怪自己或者责备他人，这两种定位都让我们陷入困境。

心理治疗可以避开这两种定位。心理治疗室是一个探寻所有失去和错误，缓解长久以来的苦闷的地方，但是它不是一个隐藏自己的地方。它是一个可以让哈丽特抛掉自责，思考如何处理已经发生的事情的地方。这个地方让她思考和感受：比起不停地因羞愧而道歉，是否还有别的选择。

到时候，它还会成为促使她和她的男朋友重新交往的地方，是一个可以让她看到他们是否愿意恢复关系的地方。此外，还可以看到，因为自己和伴侣对痛苦的恐惧而导致她的决然离开，是否有不一样的处理方法？还有，她的离开是否有她童年的分离留下了的印记——一种她现在应该放弃的行为。

悲伤可能不会消失，但是他们双方都经历过，所以悲伤能让他们相互支持。他们想一起组建一个家庭，这种渴望表现了他们之间的爱。面对他们共同的和各自的损失，重塑这种爱能让他们再次走到一起，建立全新的和深刻的关系。

哈丽特离开津巴布韦并不是她能理解的。那时候她只是一个小女孩，很明显这不是她能掌控的，也无须向她解释太多。她失去了童年的气息；失去了童年的风景；失去了家乡的风俗；失去了她的大家庭；失去了与父亲的联系。我意识到她表达的方式：我是怎么来到这里的；这就是我最近几周一直在思考的问题；一个人做出决定，那个决定打开了一片新天地。她还说：我不明白我做错了什么，我不明白。这些话触动了我，让我感到困惑，因为这些感受来自她的童年时代：我是怎么来到这里的？我不明白我做错了什么，我不明白。这种感受让人无法理解，不能解释，也无法解释。

哈丽特的无助感是我们人类挣扎的一个例子。我们不喜欢无助的感觉。然而，她的无助感是真实存在的。这种感觉让她回到了早期的无助处境，也同样真实但无法解释。对一个6岁的孩子来说，那似乎很令人费解。所以她的无助感并不是一种神经质的错觉。那是一种难以接受的感觉。但是如果哈丽特能接受这种感觉，会对哈丽特有帮助。

很多时候我们希望给这个世界理秩序，分等级。我们列计划，定方案，我们做分析和统计。我们在好与坏，取与舍，朋友与敌人，对与错之间寻找契合点。这些标准因文化而异，但是这些等级和分辨是普遍存在的。哈丽特感受到强烈的悲痛，而无助感，由于文化的影响，我们难以接受。

我提出了分类和复杂性的问题，不是与她的感受有关，而是与她的防御掩饰了她的其他感受有关。防御是为了保护一种感受，但这样做，人们会放弃其他的感受，这些感觉非常强烈，与那些更重要的感觉互相冲撞——以她这个案例为例，即包容她的无助感。

从精神分析学家的角度上说，这种分离情感的机制也是发展性的。随着人们思维不断强大，当不好的事物与他们无关时，他们会感觉更加安全。而不好的事物则会让他们联想到童话故事里的那些邪恶人物。而对孩子们来说，那些被允许的和不允许的事物，以及它们之间的区别会在他们大脑中浮现，构成了他们对世界的认识。这是为世界梳理秩序和试图掌控世界的一种方式。

　　渐渐地，孩子开始意识到其他思想的存在，他们的想法和感觉也不一样了——没有感觉更差，也没有感觉更好，只是感觉不同而已。这种发展对孩子来说既麻烦又刺激，因为她或他开始操纵自己的想法和欲望。如果一切顺利，孩子的意见和想法便能得到很好地传达，孩子就会变得自信，这使得他们在支撑自我存在感的同时，还保持着对他人的依恋感。

　　这种分离—依恋的观念首先取决于有没有充分且安全的依恋关系。如果这些没有发生，如果养育我们的人没有把我们视为一个既脆弱又依赖的独立的个体，那么自我意识的发展可能感觉不到安全。接着，对确定性的追求会随之而来，同时也会产生一种思维方式，这种思维方式被困在好的和坏的之间，内心和外部的感觉之间，他们和我们之间，等等，直到在治疗中建立新的关系，建立友谊或恋爱关系，才会产生情感依恋研究者和治疗师所称的 "安全感的获得"。

　　精神分析和发展心理学理论认为，当思想不是那么非黑即白时，人们有能力保持思维复杂度。这并不是说正确或者错误都是没有用的分类，而是说它们都不总是属于有用的范畴。它们与某些特定的情况有关，例如，伦理、道德等。但在感情方面，以及常常在政见方面，过于简化会造成伤害。它会影响我们倾听的能力，会减少我们内在生活和意见的丰富性，会削弱我们的忍耐力。

　　复杂性是思考的关键，因为不会只存在一种情况、一种主观意见，以及一种看待和评价事物的方式。

　　精神分析学家总是在思考和他们坐在一起的人所经历的故事。所以我们在结束哈丽特的案例之前，我想问问自己：当哈丽特在津巴布韦的家人决定让哈丽特、她的兄弟姐妹和她的母亲离开时，他们是什么反应？做出这个决定的政治、社会和心理状况是什么样的？除此之外，移民以及家庭的损失对哈丽特的母亲、父亲和祖父母心理有什么影响？哈丽特的母亲又是如何应对她被打乱的生活的？她向哈丽特传达了什么损失？是难以言说的，还是灾难性的？她的母亲对移民到一个新的国家是如何看待的？哈丽特刚到英国的时候是否经历过她人生中的第一次双重损失，她失去了她的父亲和大家庭，她的母亲也可能在新生活中感到困惑和心事重重。这个小家庭是如何找到快乐的，如何被认可的？

　　我之所以这样说是因为复杂度和分类是身为人类的辨证前提。我们都在质疑和确定的两极之间紧张地斗争，而这种紧张斗争能产生巨大的创造力。

# 第 10 章

## 过自己想要的生活——任何时候都不晚

> 我想要呼吸一种不同的空气，想要过
> 自己向往的人生，虽然我已经 70 多岁了，
> 但我相信一切都还来得及。

　　莫琳 75 岁，一直在照顾她的母亲。她的母亲是一名帕金森病患者。最近，她又开始照顾她的丈夫，她的丈夫患有老年痴呆症。她穿着一件束腰的裙子、一件浅粉色上衣和粉色运动鞋。她头发花白、蓝色的眼睛，脸小而有皱纹，显得很有活力。她说话轻声细语，好像在说秘密的事情。这是她第五次来治疗。

　　苏茜：你好！
　　莫琳：你好，我是莫琳·埃利斯。
　　苏茜：进来吧。
　　莫琳：谢谢，很高兴见到你。
　　苏茜：我也是。
　　莫琳：嗯，我，呃，我真不知道今天从哪里讲起，因为今天早上我接到一个电话，是盖伊打来的。我不知道我有没有告诉过你关于他的事，我去跳舞的时候认识了他。我参加了一个舞蹈学习班，我以前很喜欢跳舞。我每周去一次，遇到了这个男人，他非常非常好，而且……
　　苏茜：嗯。
　　莫琳：他约我出去吃饭，我不知道该怎么办，我不知道该不该去。
　　苏茜：你知道你心里是怎么想的吗？
　　莫琳：好吧，我有点想去。我的意思是，我不知道我是否告诉过你，苏茜。但是，嗯，我的年龄很尴尬，你知道。但是我和他跳舞的时候，我突然感觉变年轻了，我有了这种感觉，真的很棒。他个子很高，我的一个膝盖曾经做了膝关节置换手术，所以我可以做我以前做不了的事情，跳舞的时候我绕着他来回转动，真的太棒了，我感觉又像一个人了。我曾经感觉我不再是一个完整的人，你知道。当你在乎某个人时，你是一个完整的人，但当你失去了，就会觉得失去了自己的身份。
　　苏茜：嗯。
　　莫琳：在某些时刻，我确实恢复了信心。当我照顾我丈夫的时候，特别在他刚开始患痴呆症的时候，我们变得亲近一些了，但是随着病情的发展，（停顿和叹息）抱歉，去看望他太让我难过了。星期天我去看他，他住的地方很糟糕。他现在经常发出一些可怕的声音。他现在被安置在一个老年痴呆院。他被带离了一个好地方，那里离我住的地方很近，然后被安置在这个地方。呃，这个地方太可怕了，气味难闻。我去看他，曾经那么有活力的一个人……

汤姆以前是那么有活力、那么有趣、那么高大、那么不寻常，所以……对不起，我有点跑题了。我知道，这个电话有点让我有点为难，因为，嗯，是的，我来回答你的问题吧，我很想去赴约，嗯，但是我也害怕去，我很少出门。

苏茜：嗯。

莫琳：你知道，我参加的舞蹈班是晚上上课，但是我平时并不怎么外出。当你跳舞的时候，周围有很多人……他有一个妻子，他的妻子患有多发性硬化症，在一个疗养院。我有一种感觉，我们之间会发生点什么。

苏茜：嗯。

莫琳：我还能去希望，去生活吗？

苏茜：你的眼睛闪闪发光，你在微笑，为什么你不应该有陪伴和兴趣呢？你又不是去结婚。

你会考虑出去吃晚餐吗？

莫琳：事实上，你说得很对，你是对的。我很清楚汤姆的朋友们和我女儿的看法，他们会不停地警告我，不要再这样下去了。我不能告诉她。

苏茜：你不用告诉任何人啊。

莫琳：我不用告诉任何人，是吗？我会去，会去，然后回家。

苏茜：你不需要得到他们的许可才能参加你的课程吧，你在伯克贝克学院的人文课程。

莫琳：不，不需要。

苏茜：你也不需要得到他们的许可才能去上舞蹈课吧。

莫琳：是这样的，不是吗？

苏茜：是的，你找到了一些人来分享你生活中的点点滴滴。

莫琳：是的，去见那些有同样负罪感的人，你知道我的意思。

苏茜：这很残酷，不是吗？因为你过着你的生活，和……

莫琳：是的，和某些人在一起。

苏茜：和某些人在一起，然后你失去了他们。

　　**莫琳**：你失去了他们，因为他们不再，他们不再在你的身边。

　　**苏茜**：在谈到与此相关的事情时，这一感觉尤为强烈。最初得到诊断结果时，他还那么有活力，而后来却又失去了他。是真的失去了他，现在已经不再有那样的关系了。可以理解的是，这会给你带来困难、困惑，还可能是内疚。女儿不停地警醒你，你的朋友真的不知道该说什么或该做什么。你的困境是面对所有这些困难，同时还要捡起你感兴趣的东西，那就是……

　　**莫琳**：生活。

　　**苏茜**：没错，生活、阅读、舞蹈。

　　**莫琳**：生活。你说，莫琳，你做到了，你在跳舞，你选择了学习，你这样说对我很有帮助。我这样做了，但你好像忘了你自己——你知道我的意思吗？是你帮我做到了这些事。

　　**苏茜**：是的，但没有人要你去伯克贝克攻读硕士学位，你是那个说我想做这件事的人。

　　**莫琳**：是的，是的。

　　**苏茜**：是你自己做到的。

　　**莫琳**：是的，我觉得自己还活着。我的大脑感觉到还活着，我想当一个人在照顾患有痴呆症的人的时候，会花很多时间去理解他们，以至于自己的大脑会感觉越来越狭隘，会害怕自己走同样的路。

　　**苏茜**：是的。

　　**莫琳**：如果你不努力突破的话……

　　大约四个月前，我去看望汤姆，他正弄出一些可怕的声音，他在制造一些噪声。我有两个星期没有过去了，因为我做了膝关节置换手术。

　　**苏茜**：嗯。

　　**莫琳**：我无法描述那样的声音，那种声音让人心烦意乱。他突然对我说："我已经等你很久很久了。"

　　**苏茜**：是的。

　　**莫琳**：他说了这句话，就像一盏灯突然照亮了我。

　　就像一盏灯在闪烁，然后它就熄灭了，你知道的。但是当他说这句话的时候，那盏灯亮了，我想了解痴呆症到底是怎么回事。

　　这是不是说"我已经等你很久很久了"这句话其实一直是存在他们心里的？他们理解吗？这让我感到很不安。

　　苏茜：我想你描述的是一闪而过的意识。

　　莫琳：嗯。

　　苏茜：情感上的，但是……

　　莫琳：就像一个有问题的灯泡。

　　苏茜：我认为对你来说，情感上就是那样的，这是我们唯一能了解的。你发现很难和汤姆一起坐着听噪声，你们一点联系都没有。

　　莫琳：是的。

　　苏茜：这也许是你女儿一直在暗示的。

　　莫琳：是这样的，她认为如果我经常去看望他，他就会记得我，记住我的脸。但是那里的工作人员告诉我，这听起来似乎很讽刺。事实是，当我走后，他有时会变得更加焦虑不安，因为他记住了一些东西。然而如果我一段时间不去，我不知道他是不是进入了稳定期，什么都干扰不到他，我不知道。

　　苏茜：我想这很难知道，而且他们更有经验。

　　让人痛苦的问题是，你能做些什么？

　　莫琳：是的。

　　苏茜：似乎你每周都会去几次。

　　莫琳：是的。

　　苏茜：是的，当你的膝盖动手术的时候，你获得了一丝喘息的机会，让你思考，什么才是对你有用的。

　　莫琳：是的，我真的要好好研究一下我自己，就像我学习一本书一样。

　　苏茜：嗯。

　　莫琳：或者一篇论文，或者试图理解自己，因为我很早就发现了，单调的工作会带来疲劳，我总是不加思考地做事情。现在你在帮助和指引我，让我认识到我在想什么，同时让我把这些说出来。

　　苏茜：嗯。

　　莫琳：事实上是，被倾听。你听到了我说的话。

　　苏茜：是的。

188　不焦虑的人生才幸福
　　　　　　戴安娜王妃的心理医师深度访谈

莫琳：我知道你一直都是这样做的。

苏茜：是的。

莫琳：我的意思是，这是你的工作，不是吗？但是在生活中很少有人真正听到你在说什么。

苏茜：不错，这是双方面的：如果有人倾听你，你就能听到自己的声音。

莫琳：当然，你得有时间意识到你的现状。我现在来了，我已经75岁了。我现在来了，我在想这些事情，当你回想过去的那些年，也许你没有倾听过别人，也没有被倾听过。那么为什么你要等到你很老，非常老的时候才会意识到这一点，或者说，在你历尽千辛万苦以后。

　　莫琳谈的是一个文化现象，我们通常不自我反省或审视，而莫琳为错过自我反省感到伤心。我还想到莫琳在生活中是母亲、妻子、女儿和照顾者，以及她最终是如何获得一个感受家庭之外的个人兴趣的空间的。

　　因为她不是每天都照顾别人，所以她有机会倾听自己的愿望和感受。她不是总是围着别人转。

苏茜：好吧，我不认为重要的是要搞清楚为什么，重要的是你知道自己的重要性。

莫琳：是的。

苏茜：通过上一次的谈话，我想到了一件事，照顾你的母亲，她在很早的时候就患上了帕金森病，你想照顾她……

莫琳：嗯，是的，是的，我真的很爱她。

苏茜：不久之后你遇到了汤姆，意味着你的生活又以另一种特殊的方式展开了。

莫琳：是的，是的。

苏茜：而且我认为你现在也许能重新拾起你年轻的时候就想做的事，那些一直伴随着你的想要做的事。

莫琳：没错，而且……

苏茜：所以这是一种智力活动，它也在寻找一个声音，寻找一个自我，寻找一个大孩子。

　　莫琳：是的，好吧，当你年纪大的时候，会发生一件很奇怪的事情，那就是，你经常会沉浸在自己还是个孩子时的回忆中，你对你的母亲和父亲的记忆，你第一次感觉到的感受，比如初恋，你会回想到那个时候。你很想成为一个孩子，我不知道我这样说是否恰当，但是这一切都很生动。我想，当你长大了，你要应对一些问题，就像你说的，例如照顾你的母亲，伴侣和孩子，你只能继续往前走。你的一生都是照顾别人。随着年龄的增长，而我现在只有 10 年，15 年的时间了，我必须做，我必须充分利用起这个时间。

　　苏茜：你说的是不是，除了回忆，你获得的是你的本质上非常宝贵的东西。

　　莫琳：是的，你的本质，是的。

　　苏茜：非常生动。

　　莫琳：是的，有时候，如果你去参加某个人的葬礼……

　　苏茜：嗯。

　　莫琳：他们谈论某个人的一生，那个已经离开的人，他们谈论那个人前进的动力，有时这个驱动力非常强大，噢，那是他们的本质，那是他们存在的根本核心。

　　苏茜：嗯。

　　莫琳：嗯，那就是你随着年龄增长意识到的，那就是"我是谁"。

　　苏茜：嗯。

　　莫琳：我记得我很小的时候，我和我妹妹在海滩上玩。我很高兴，我的手臂环绕着她。现在我都可以想象得到，感受得到那种无须承担责任的美妙感觉，只是和太阳以及大海在一起。

　　苏茜：是的。

　　莫琳：我想象的理想情况，不是他请我吃饭，而是，如果我们只是去海边散步，那就太好了。

　　也许我可以赴约去吃饭，然后建议下次去海边。

　　苏茜：是的。

莫琳：你知道关于重温一些……过去的事情吗？

苏茜：你的意思是重新找回过去的纯真和快乐，就在当下？

莫琳：是的，只是和大海在一起，是的，你知道我的意思吗？

苏茜：你看着我的样子就好像做这样的事有点孩子气，有点像……

莫琳：我有这种感觉是因为……

苏茜：有点带着兴奋的顽皮。

莫琳：这是，这是一种希望，然后感觉有点孩子气。与此同时，我在我的丈夫身上完全看不到希望，毫无结果，呃，就像身处，身处地狱。我刚刚发现，这就是，这就是问题所在，那是一种，一种这样的印象：他在那里，而我，要离开了。

苏茜：也许这就是你会有童年的回忆的原因。

莫琳：是的。

苏茜：因为它把你从痛苦中解脱出来，而实际上你是一个75岁的女人。

莫琳：是的。

苏茜：有一个丈夫。

莫琳：是的。

苏茜：你离开了，走上新的道路。

莫琳：嗯。

苏茜：所以实际上你是想重温过去的童年以及过去和他一起抚养孩子的过程，过一种新的生活。

莫琳：嗯。

苏茜：你有太多的悲伤和失去，但是你也带进来了其他的东西。

莫琳：嗯，我知道，我看到，你向我走来，你说你长大了，不要再当孩子了。

苏茜：我想说的是，你身上散发出来的是一个75岁的女人的兴奋，她一直过着她的生活。

莫琳：是的，是这样。

苏茜：当然带着童年的影子，但这不是回归，也不是人生重演。

莫琳：是的，是的，不是那样，不是那样。

苏茜：不是那样是因为它就是……

莫琳：它就是它本身的样子。

苏茜：它就是它，它是曲折的，它渗透了你的历史。

莫琳：是的。

苏茜：你目前的生活，虽然不是那么容易，但是还是有乐趣的。

莫琳：而且他，盖伊，我的意思是，我知道他和他的妻子在一起，他的妻子患有多发性硬化症。他可能也有很相似的感觉，你知道，为了生活你需要爱，不是吗？

苏茜：嗯。

莫琳：只能继续，不是吗？

苏茜：所以你认为你可能会允许自己这么做吗？

莫琳：那么，我告诉你吧，我今天来的时候还是带着以往的老想法，我想，但是跟你交谈的时候，我又觉得我对不起自己。

苏茜：嗯。

莫琳：而且，我不知道你是否说的是这个意思，但是你在鼓励我，因为我已经经历了所有这些事情，我可能需要意识到，我可能可以帮到他，盖伊。我的意思是，这不只是我心里的一点小小的感觉，我可能，我是在理智地思考。与其说仅仅是孩子气的想法，哇，哇，哇，不如说用你的生活经历去理解别人是没有错的。

苏茜：嗯。

莫琳：我切断了和朋友们的联系，和他们变得疏远起来。除了我还有点自己的兴趣以外，照顾家庭让我的生活变得越来越狭窄。

苏茜：唉，你的处境确实很艰难。从你的叙述来看，你拥有一段长久而幸福的婚姻。

莫琳：是的。

苏茜：但是你遭受了巨大的打击。

莫琳：有点生不如死的感觉。

苏茜：是啊，这几乎是一种被弃。

莫琳：是的，你真的感觉到……我感觉到他已经走了，这让我很难过。他就这样毫无知觉地走了。

苏茜：是的。

莫琳：他意识不到他看起来很冷漠，这就像他走在道路上，你不在那里，但你仍然想努力帮助他往前走，虽然他看不到你，就这样继续走下去。而且有时你还会因此受到责备。

苏茜：好吧，我想当汤姆沿着那条路走下去的时候，你会有一种可怕的挫败感，因为在这个问题上，每个人都对你应该怎么做有自己的看法。

莫琳：是的。

苏茜：你有一个强烈的愿望，那就是，你想去跳舞，你想去学习，也许你会去海滩散步或者和盖伊一起吃饭。

莫琳：来这里之前，我简直无法向自己承认这一点。告诉你，我真的很抗拒向别人寻求帮助，让他告诉我我该怎么做。我并没有意识到，我的意思是，我记得我的母亲去世后，有人告诉我应该去找撒玛利亚人，或者去找咨询师，因为一个女人说，你的妈妈去世了你一点也不伤心。我想说的是，不要对我指手画脚。我感到很生气，我觉得我不想悲伤，但是现在我不那么想了。

苏茜：但你在这里找到了你的路。

我认为你应该记住这一点，做事情的主动性来自于你自己。

莫琳：是的，是的。

苏茜：所以你可以采取主动。

莫琳：是的。

苏茜：让我们拭目以待，下周见。

莫琳：谢谢，非常感谢！


莫琳的优雅和她内心的挣扎使我非常感动。她比我大 10 岁左右，但由于我们这个年纪所处的时代背景，当然，包括我们的个人经历和渴望，她的人生经历显得很坎坷。她的孩子们、丈夫和母亲占据着她人生的主要部分。我们这一代对于成长过程中一直被灌输的观念——首先要把自己看成是别人需要的协助者——在情感和心理上持批判态度。对于许多人来说，挑战自己的个人需求是一场艰难的心理斗争。莫琳现在认识到了这一点，她一方面应对着外界对她的吸引以及内心的负罪感，另一方面她想要呼吸一种不同的空气，这让人很感动。她几乎没有放弃思考和学习，以及帮助别人的念头。她把盖伊看成是一个需要帮助的对象，她可以利用她照顾她的母亲和汤姆的经验去帮助他。但同时她也很乐于，像我一样，能追求自己的兴趣和爱好——学习知识和舞蹈。

# 后记

　　心理治疗的工作是隐藏的，往往看不见。人们常常想知道治疗室里发生了什么。治疗师是否像出租车司机或美发师那样，可以向他倾诉秘密？治疗师是倾听别人忏悔的神父吗？治疗是否会产生一种依赖关系？这都只是心理上的问题和自我辩解吗？这是一种赦免自己的内疚感和责任感的方式吗？

　　而实际上，在治疗过程中，出租车司机或美发师那样的想法是不存在的。可能会像牧师那样安静地关注，但这仅仅是开始。依赖性可能存在一段时间。治疗的夫妇中可能会间歇性地说出一些奇怪的词汇。内疚和责任从他们封闭的内心里取出来，被审视，而不是被免除，它们可能会转变成其他的感受或者被重塑。

　　像任何专业的工作一样，心理治疗对旁观者来说似乎很奇怪。作为一名心理治疗师，我的目标是向治疗室之外的人们展示这一过程的迷人之处和潜在的改变，并将对治疗的深刻了解应用于更广阔的世界。

　　我想说明的是，心理治疗是一种不同的说话方式和一种不同的倾听方式。治疗既是一种倾听疗法，也是一种倾诉疗法。倾听某个人在一个空间里说话，不一定要打断或抚慰，只是听着，就发现说的话可以产生回响。个体（或夫妇或家庭）听的是说出的这些话是不是他们的心里话。他们得直面自己的内心。就像诗歌中的词语一样，杂乱的日常语言被清除了。用词需要更准确，不然可能在不经意间吓到患者。不管是什么话，它们都有了新的分量。

　　口误是有意义的。但除此之外，在更普通的意义上，人们会发现，一个人说话的时候常常会忽略和回避那些困难的事情和那些一晃而过的感觉。在治疗中，沉默、省略、错误的开始、中断和犹豫，这一类的话语在治疗中比比皆是，颠覆了普通谈话的惯例。

　　病人、客户、精神分析对象（从我的角度来看，都不是满意的术语，因此我倾向于交替使用）进入房间。她或他是如何做的，无论是看着治疗师还是看着地板，或者微笑，或者用同样的开场白，是比如"好累的一周"，都如同治疗师沉默的欢迎一样，都是治疗过程中的表面现象。友谊中的愉悦、拥抱、问候、背后抚慰的手臂在这里比较少。在这个地方，治疗师会表达对见到这个人的强烈兴趣。她或他的耳朵、心脏和身体都对在治疗中展开的内容开放，这是一个以时间界限为特征的治疗，通常发生在同一个地方。

　　治疗，精神分析，是一个合作性的典范。两个人——分析者和被分析者，病人或客户和治疗师——一起坐在一个房间里。这是一个民主的过程。被分析者最先推动治疗，因为他们带来了问题，他们还设置了对话和节奏的方式。随着关系的发展，产生的语言、停顿、反思、以及治疗师的感叹词都将对每一种治疗关系产生特殊的影响。治疗的规则是为治疗工作创造条件。咨询的话题不会完全一样，每一位咨询患者的感受也不相同。

　　作为我们这本书里的10个人的治疗师，我在每一个案例里的诊疗方式都不一样。每一个人都唤起了我不同的方面，利用了我不同的特点，用他们自己的曲调扣动了我的心弦，或者我让自己内心的曲调与他们关联起来。我对他们每个人的感觉都很独特。我提供的是针对他们的治疗方法。治疗是一种沟通的艺术，针对每一对治疗的人或团体，创造不同的环境来回应。

　　我们认识了理查德和露易丝，他们是一对刚刚当上父母的夫妻。他们来这里是因为他们的关系已经拉开了一段距离。理查德是一名建筑师，似乎已经消失在他的工作中；而露易丝是一名活动项目经理，因为怀孕离开了她的工作。她感觉被遗弃，她对理查德，这个她在怀孕后期以前一直都爱慕的男人很失望。当婴儿即将到来的时候问题变得更明显。他们需要重新建立联系，这对他们来说刻不容缓。曾经迷人的浪漫使他们无忧无虑，直到最近变得疏离。

　　他们都是有吸引力的人，然而现在却对自己的现状心怀不满。除了极少数时刻，很难体察到他们之间出了什么问题以及彼此的感受。相反，我觉得露易丝很急迫，而理查德则不情愿。他们把我拉向相反的方向。我在思考，他们在咨询室谈及的那些问题能反映他们关系的一些核心点。通常在晚期妊娠和早期养育时期，随之而来的是兴奋和恐慌。我感到露易丝的沮丧和理查德的烦恼和恐惧。我感觉到了耐心和不耐烦之间的较量。我想让露易丝退后，这样理查德就可以主动一些。但我意识到他们之间的动态，如果露易丝不坚持让他参与到他们的新生活中，理查德就会继续后退。当他们的孩子到来的时候，和以前一样，他仍然需要她来召唤他。

　　心理治疗对治疗师来说是一段情感旅程，不仅仅是对他的病人。有时，就像我们看到的那样，这是一种极其危险的行为，就像约翰出乎意料地抛出"重磅炸弹"一样。我小心翼翼，感同身受，深受感动，精心设计我的语言和行为，尽力不去刺伤他的尊严。有时我需要内心宁静和年龄带来的智慧，就像年轻的女律师海伦一样，她已经接受了24个月的治疗。我记得她曾是那样困惑，让我感到宽慰的是，我不再为她的问题所困扰。她的癌症诊断使她进入了一个新的领域，不仅仅是新的领域，同时还使她的困境加剧了。在哈丽特的案例中，面对这位40多岁的学校秘书，我不得不去理解最痛苦的失落和无助的感觉。我相信我在帮她应对这些感觉，但这将是一段漫长的过程。她的眼里充满了绝望，这对我们两个人来说都不容易。在乔的案例中，我对她的愚昧的同情和对她的恼怒交织在一起，因为她无意中触犯了治疗关系的界限，而她还不知道这个治疗关系的惯例是什么。我很高兴她能再次回来，考虑寻求帮助。在道格拉斯的案例里，他的绝望让我想要行动起来。在查尔斯的案例里，我想让他变得不那么世故和疏离。在娜塔莉的案例里，我还不知道她想要干什么。在莫琳的案例里，这是一种更简单直接的同理心。在阿米莉娅和格蕾丝的案例里，我处在两个位置上，一个是母亲的位置，一个是女儿的位置。

在我为某个人治疗的时候，当我散步、洗衣服或在非工作环境中时，我发现我的内心会产生一种特殊的心理过程。不经意间，我听到他们的声音在我耳边回响，或者我的身体会不由自主地模仿他们的动作，保持他们的头部姿势，微笑或者做鬼脸，然后让他们在治疗室里安定下来。在给乔诊治的时候，我听出她的内心想说的话，我感觉自己带着她那迷人的微笑，仿佛想要找到一种方法，在我内心为她创造一个空间。

当你作为治疗师和治疗对象在一起的时候，你不知道这个人会和你一起待多久，但是这可能会持续很长一段时间。你带着他们的问题和他们相处，有一种方法能促进亲密关系的发展，那就是敞开心扉。我的身体、我的耳朵、我的眼睛、我的嗅觉，把所有这些感受折叠起来，小心地放在我的心里。他们惯用的语言对我的影响来自外部和内部。我不只是一个思想的分析师，我的分析对象进入了我的思想、情感和行动的血液。

每一个接受治疗的人都需要一些同样的东西——被倾听，被理解，并且是在私人空间里被倾听——还需要一些与众不同的和个人的东西。一位满脸倦容的女性可能需要一个良好的评判标准，审视她是否对孩子

过于苛刻，但我回答及审视的方式必须自然，不加重她的负担。治疗需
要打开一些精神领域，让她重新思考。一名 50 岁的男人，在他的父母
离异后，7 岁就被送进了寄宿学校，在这个案例中，他想让我作为一个
认可他、赞赏他的母亲形象出现在他面前。我感觉到了这一点，但是我
知道他不能把我当成一个理想的替代者。他的早期幻灭和失去的悲痛不
会被一个更好的母亲形象治愈，无论那种感觉是多么诱人和舒适。

一个 24 岁的年轻女人想要我成为一个更遥远的母亲形象——一个
在她眼里非常能干，但是有点侵略性的母亲。我必须把自己看作一个既
能满足她的需要又不损害她母亲的形象的人。那对夫妇需要看到，他们
彼此讨厌的东西是他们自己的一部分，他们喜欢否认，提醒我第三个人
（治疗师）怎样使谈话倾向某个方向，使他们能够重新弥合他们的亲密
关系。那位大学教授专注学术，对她而言，情感上给她带来的困扰，通
过讲道理的方式剖析会更有效，告诉她情感为什么很珍贵，以及为什么
和治疗师一起分析会有用。她喜欢争论，想让我反驳回去，而我真的这
么做了。这是一条能走近她的路，但却不适合很多人。一个男人在与继
子的激烈斗争中需要知道他的行为如何能产生积极的结果而不是消极的
结果。他的谈话让我从内心里同情他，因为要努力给他提供解决方案，
我由此被推向老师的角色。

每一个前来求助的人都渴望被接纳，尽管他们可能缺乏自信甚至易
怒。我知道，渴求给予了我动力，让我深入分析残酷事实和困境背后的
原因，其中的一些困难会出乎我的意料。我怎样才能帮助到他们？我被
要求做些什么？我是谁的代理人？什么能让我的病人清理他们周围的空
间，从不同的角度考虑一些问题？我要如何能解析他们的情感，从而增
加他们的情感，而不是重复播放相同的不再有成效的"歌曲"？

这就是治疗室内患者希望得到的信息，也是治疗师努力探寻的方向。

　　精神分析治疗对我来说总是有一种极强的审美观。这是一种实践，就像绘画、写作、作曲、舞蹈或研究科学问题一样。它需要不断更新自己的知识。它需要专业知识，而且还需要一只耳朵去倾听、感受和触及问题的核心，以便问题能够被修正。同时它也是一种物理美学，我指的是治疗的共鸣和节奏、音量、沉默的力量、治疗对话和反省之间的关系、身体在房间里对紧张的反应是前倾还是后退到共享的空间。

　　在理查德和露易丝的治疗中，我感到急需降低噪声。我想把我耳朵里的刺耳声清除掉，将语言慢慢输入到不同的储存器中。我所经历的刺耳声是一个未经深思熟虑的信号，表明他们之间的关系需要重塑。

　　这是他们对话中的一段，每个人都在说没有听：

理查德：你对我妈妈比对我更感兴趣。

露易丝：不错，因为你妈妈帮了我大忙。

理查德：她以前很讨厌妈妈，她无法忍受妈妈来到家里。

露易丝：我不恨你妈妈。

　　再举个例子，看看我和娜塔莉的这段对话，如果返回去读，我可以看到我在模仿她的节奏：

娜塔莉：我不能再见克里斯托弗了。我不能一直这样下去。我必须，我必须停止，必须停止。

苏茜：如果你想象一下停止见面，想象一下不再见克里斯托弗……

　　关于精神分析疗法的审美学组成，则更难以固定不变。审美学讲的不是和谐，因为我们会有意让它不和谐。当然，这是一个暂时性的真理，但要真诚地参与到一场冒险中，这场冒险会以凌乱不堪的形式表现出来，没有连贯性，只会使个人感到无助和绝望。通过清理和检查会发现，哪些是需要修复的，哪些是需要整理的，哪些是需要保护的，哪些是需要丢弃的，哪些是需要培养的，以及所有这些可以完成的顺序，这一切构成了美学。以节奏和音色为特征，通过每一对分析者——分析对象——建立的习语，在心理和精神层面上逐步发展成美的东西。

治疗是一种深入的实践，它寻求真实性。一个事实可以向另一个事实开放，它可能会遮蔽最初被理解的事物。在治疗过程中，人类思维的复杂结构发生了变化。作为观察者，看到内部结构的变化和情感的扩展是非常美妙的事情。看看防御机制是如何被使用的，以及是如何被解决和最终消失的，这个过程呈现出一种美，可能类似于数学家或物理学家寻找一个优雅的方程式时的经历。

我发现了解一个人的内心世界的细节如此令人着迷。我们总是在学习。我们都把部分经验丢掉了，比如娜塔莉、哈丽特、查尔斯。我们都会忘记。我们都保护自己不受某些想法和感情的伤害。我们这样做是因为，如果我们记住并感受到了每一件事，就不会有太多的精神空间。当精神分析学家将我们理解思维和身体的方式理论化时，大脑科学家和神经心理学家的工作则与我们在治疗室里发现的东西相吻合。人类的本质是我们在母体外面长期学习的结果。我们不是生来就知道如何走路、说话、思考和感觉的，我们是生来具备做这些事情的能力并在人际关系中发展了这些能力。这些关系，嵌入在时间、地点以及经济环境中，就构成了我们的思想、我们的感觉、我们的大脑、我们的欲望、我们的行为。

治疗需要很长时间，因为我们在婴儿期、童年期和青少年期发展的心智结构是牢固的，即虽然人类的思维和大脑有很大的可塑性，但想要改变是非常困难的。精神分析疗法重点在于探讨我们信念和感受的防御结构，这些感受显得危险或不为人知，治疗师的角色好比外部的锚（因此患者会过度依赖分析师），随后是结构和重构的工作。在治疗中，你不只是学习一种"新的语言"来增加你的技能：你抛弃了母语中无用的部分，将新的语法融合进来。治疗师对分析对象的心理构造的好奇心，将我们指定为大脑的人类学家。每一个个体的思维都包含着对社会关系的复杂理解，即自我之间的相互作用，什么是被允许的，什么是被隔离的，什么是不允许的。要了解一个人，就必须了解他们的历史、出生地、阶级、性别、社会地位、社会和家庭系统排列。一个人是她或他从出生（有些人会说，是子宫）起就与他人接触的结果。

随着我们遗忘和重塑，我们便会对周围亲近的人产生影响。我们都知道：恶霸会恐吓人，这一点是不容置疑的。一个随和和自信的人可以让我们感到自己被包容和拥有能力。不切实际的炫耀会让我们觉得自己有竞争力。我们的思想既有弹性又很灵活。我们可以通过思维的能力来满足需求，来解释斯德哥尔摩症候群或者是对一个施虐者的情感。然而，在治疗中，一个人的思维方式对另一个人的影响成为了治疗主题的一部分。这有助于促进强度和求真务实，形成审美的一部分。

那么治疗会带来什么不同呢？为什么有的人要来？每个人都需要来吗？

很多人生活在痛苦的家庭秘密中，这些秘密可能在圣诞节到来或家人团聚的时候爆发。很多人生活在不安中，或被越来越严重的症状所困扰。很多人感到空虚或困惑，为什么他们不能激发他们的渴望，或者为什么他们会破坏他们想象中想要的东西。对其他人来说，他们的关系可能会瓦解并毁灭他们，他们不知道这是为什么。理查德、露易丝、哈丽特、海伦、乔、约翰、阿米莉娅、娜塔莉和查尔斯都遇到了困难。这就是他们来的原因。对于莫琳和道格拉斯来说，与家人或朋友的交谈并没有达到充分帮助他们的目的。约翰动情地讲述了他现在所感受到的活力，就像之前他经历过生命，但还没有真正活过一样。他没有活过，因为他爱上了我。他活过是因为他爱上的是他自己。是的，爱情可以像催化剂，但更重要的催化剂是我对他的浓厚兴趣。他找到了一种打开自己心扉的方法。他开始认为自己是有价值的：对自己和对我。他所背负的消极的自我形象并没有消失。他必须好好努力，不把他受到的关注集中在一组使之无效的分类上。例如，"她只是在做她的工作"；或者，"如果我让她知道这对我有影响，她就更能帮到我"，而且他必须冒着被我伤害的风险，才能改变自己的内心。

爱情，确实能起到暂时的作用。它允许我们以不同的方式看待自己，因为我们被别人爱，也在爱别人。但是如果爱本身不足以产生改变，因为伤害的模式会在一种新的关系中被激发，那么治疗就会有很大的帮助。

对哈丽特来说，治疗是为了解决一个现在的伤口，这个伤口已经激活了先前的损失，使她对生活的所有了解都破裂了。她不仅失去了父亲，她还失去了母亲，因为尽管她母亲和她在一起，她还是脱离了自己的家庭和社区。由于失去了亲人，那位母亲表现出对生活无所希冀的消极态度，这给哈丽特的心灵造成了深度创伤。不过她在试管受精失败和逃离她的伴侣之前，一直很好地处理着这个问题。哈丽特当前的损失使她重新面对早期的损失，她早已切断了和早期的联系，因为她想把自己变成了一个可以相处融洽的好女孩。她会从早期的压抑情绪中解脱出来。这种创伤将被认作一种损失，但也会不知不觉地给她的内心重塑人生的力量。

听海伦的讲述，我们听到了她对了解生命的意义的渴望。这是一个由许多小答案回答的大问题。当我说我们正在努力重新整理海伦的内部结构时，我的意思是她的心理结构需要重新组织，这样她才能发现她想要的东西，并与一个正在成长的海伦一起进入她的内心。这样的改变起初并不容易被整合。这包括重新考虑她的工作、她的男朋友、她和她父母的关系、她的健康和她的兴趣，她要努力从内而外扩展自己，而不是通过她的成就扩展自己。正如我们所看到的她对癌症的恐惧，这给了她一个提问的机会和追寻生命意义的渴望。这个过程不会没有难过、悲伤或失望，因为这些都是生命的一部分，但是她会具体体现弗洛伊德的名言，从歇斯底里变成普通人的不快乐。

海伦和我在过去20年的实践中看到的一些年轻女性有相似之处。她们的共同之处就是，通过找到好工作、好房子、男朋友、擅长社交、过大都市生活来实现她们的梦想。让我感到痛心的是，当今时代的女性，成长年代还满怀希望，认为可以实现梦想，绽放才华，但事实上心理上却得不到情感支撑。她们的老师和家长告诉她们，她们可以走得很远，并为她们敞开大门，鼓掌喝彩。那么，我说她们没有情感支持是什么意思呢？人们期望女性有克服困难的能力，但在"晋升"方面，她们的冲突和恐惧却没能真正得到解决。21世纪前十年，女性主义渐渐淡出了政治视线，取而代之的一个想法是如果选择恰当，女性可以和男性拥有得一样多。关于对开辟新领域的讨论的重要性已经被过度乐观和以个人主义为中心的"你可以做到"哲学所取代，通过地位、金钱、成就、外貌和外在积极的态度来衡量成功。

矛盾的是，20世纪70年代，一些历史进程和对话给予了女性挑战可能的权利，但当时的社会对女性的支持和理解给她们带来希望的同时也带来了困难。一方面，这种艰辛还不为下一代的父母亲所知，另一方面，人们认为这种艰辛没必要，因为他们自己也没有亲身经历，而世界显得更开放了。

像海伦的母亲这样，她没有追求自己的野心，她遗赠给女儿的野心是爱。但这可能是一种雄心，并对心理上可能会承受的恐惧和挣扎予以否定。因此，年轻女性所从事的事情的复杂性，往往逼迫她们去找到下一座要攀登的山，而不是承认她们在头脑和心理上所遇到的困难。内部的声音或冲突会被压制，而没有喘息的空间，并且及时消散。这又增加了海伦的悲伤，例如，什么是有意义的？以及，我觉得我经常感到孤独。从这个意义上说，我感到兴奋的是，海伦提出了关于存在的问题，并认识到她内心的孤独。对她来说，把她的内在生活和外在的成就放在一起是一个很好的预知。唐纳德·伍兹·温尼科特是一名精神分析学家和儿科医生，他很深刻地了解了内部异化的问题。他把这种困境称为虚假的自我，他把真正的自我看成是一个未被开发的部分，没有受到生活的滋养。他提出，当父母方，通常是母亲，不能看到和回应孩子的愿望，真正的自我就被隐藏起来了。然后，孩子们聪明地发现了母亲会做出回应的那些方面。这让母亲感觉良好，因为她能给予孩子这些东西；这也让孩子感觉良好，因为他或她得到了母亲的认可和关注。当这种令人愉快的模式继续下去时，个体真正的自我就不会活跃和真实起来，而人们就只能依靠从虚假的自我那里得到的补偿来生活。

假我有许多特性，它在人的身上可以得到体现。随后，人们对于寻找下一挑战还是过滋润生活上，会出现分歧意见。海伦就陷入了假我，这也是她寻求治疗的原因。在治疗中，我们一起理解假我的构成，因为她试探性地邀请了那个潜伏的真实自我，在护栏上方窥视，以便她能了解她。假以时日，虚假的自我（最好称为适应的自我）将会与真实的自我（最好称为更真实的海伦）结合起来。她的内在会变得充实，觉得自己和自己在一起了。

海伦是在英国社会发生巨大变化的时候长大的。"二战"后塑造世界的大多数社会民主价值观已经慢慢瓦解。消费主义、个人，崇尚个性化，数字生活和社交媒体的流行已经改变了成长的条件，尤其是对那些拥有经济资源的年轻人来说。专注于个人主义并创造它、建立它、成为它、推销它，是全新的概念。生活可以变成一场表演。我遇到过一些年轻的女人，她们说她们的生活缺少意义和目的。她们说表面上一切都很顺利，但她们感到失落和空虚。她们有自己认同的仪式，不论是就餐、去健身房、冥想，还是被酒精和可卡因润滑的社交活动，她们都认为至关重要。她们是数字原生代，她们大部分时间都处于中等程度的焦虑中。如果我们把社会的变化和加剧的心理问题结合起来，我们应该重视很多人所表达的空虚感，作为社会问题和个人问题的一个标志。

　　乔向我提出了一个不同的难题。她来这里是她的朋友告诉她的。她迷失了自己。她扮演的不同角色给了她想象和实践生活的方式，但不足以成为为自己寻找真相的基础。她那热情奔放、讨人喜欢的角色，为她掩盖了一种绝望的姿态，这是治疗将要解决的，这样她就可以停止四处游荡，找到她未来需要了解的关于自己的一些东西。她重新获得了勇气，而不是逃避自己，她真正的困难是有希望解决的。她遇到了棘手的问题，她努力不去逃避。理查德和露易丝已经做了相当多的调整。成为父母是给每个人一个创造的机会，他们可以和自己的孩子一起生活，而不是重复他们的历史和他们父母的历史。这是治疗的一个显著的事实，历史应该是过去的，而不是不知不觉地把它的阴影笼罩在当下。认可过去能让现在更丰富、更有层次、更无所畏惧。阿米莉娅和格蕾丝正在转变她们的关系，因为格蕾丝正在进入成年期。令人担心和棘手的是，从阿米莉娅年幼的时候开始，父母的角色和青少年的角色就已经发生了巨大的变化。幸运的是，她们的幽默感让她们找到了一种新的相处方式和一种新的谈话方式。道格拉斯被迫审视自己的私生活是如何打断他作为法官的专业能力的，他找到了一条换位思考的路。查尔斯的漠不关心受到了威胁，他面临着与妻子、儿子和合作伙伴的挑战。娜塔莉不得不忍受内心的迷惑，直到她能把被分成不同部分的自己联系起来。在莫琳的案例里，我们看到她在结束一种生活和冒险开启另一种生活之间挣扎，在这个过程中她的个人欲望表现得更加明显。对于我来说，陪伴每一个角色都是一种乐趣。

但是我还没有回答治疗是否适合所有人这个问题。对我来说，答案是否定的。治疗是一个进入奇妙冒险的载体，是对生活的审视。这是一条亲密而微妙之路，除非遇到心理问题，否则没有什么意义。是的，我们都能从情感教育和社会活动中受益，这些项目帮助准父母、教育工作者、医生、护士等扩大自己的情感知识，这是能使我们了解自己、与他人和睦相处、保持良好状态的有效途径。

对其他的人来说，艺术、文学与体育、政治或精神活动紧密结合在一起，满足了所有方面的需求，因此是有意义的。但是，在一个政治环境残酷的时代，这是一场艰苦的斗争，它会造成极端的经济和社会分裂，同时破坏我们的环境，并在我们内部制造分歧。

正如亨利·大卫·梭罗在《瓦尔登湖》中告诉我们的那样，许多人都过着平静绝望的生活。治疗不能自行解决这些问题。精神分析的思维方式对公共政策和政治对话有很大的影响，无论是家庭、儿童成长、亲密关系、情绪崩溃、少女意外怀孕、惯犯、帮派、暴力或虐待关系、依恋问题，还是强迫性进食（或厌食）、吸烟和割伤、异化、战争、对移民的恐惧以及一群人变成"其他的人"，等等。在这个充满虚假事实和一切都导向过度简化的时代，分析的复杂性是迫切需要的。

像社会学、经济学和社会心理学等其他学科一样，精神分析思维应该在公共政策中占有一席之地，因为它的深刻洞察揭示了人的内在和外在体验的不匹配——他们所说的和他们的感受之间的差距，对此，没有其他的学科能够解决得了。心理分析研究人员在变化过程中，阐明了意想不到的原因和动机，这一点如果能够被理解，就会使决策者在实现想要的社会变革的过程中，采取不同的重点。从这个意义上说，精神分析思维，作为一个技术层面的规则，与其他分析方法相比，可以与其相提并论，而不是行为经济学所说的微调的概念。精神分析的提示信号是非导向性的，因此是发散性的。精神分析永远不能取代其他形式的研究，但它可以使它们变得更丰富。

全球文化的变化和疯狂的消费者至上主义的发展，加剧了我们社会的抑郁症状，这本身就是一种指向，即对没有达到联系和奉献的一般需求的恐惧。我们被邀请参与到社会中来，接受品牌等身份标志，并将自己视为一个品牌。归属感是通过购买行为来培养的，但是它的虚假却无法让人满足。所以，原教旨主义的思维模式也同样如此，无论它们是仇外、民族主义、种族主义还是性别敌意。在原教旨主义的思想模式中，只有一少部分感受可以被容忍，而对不公正的解决方法则是通过坚持政治、宗派主义或宗教党派的路线来表现，因此，会有一段复杂的艰难时期。他们痛恨内部的异议，外部分歧甚嚣尘上。消费主义和原教旨主义都强调的是人类对归属感的绝望。这并不是病态的：对归属感的绝望是我们人类的天性。当我们有归属感的时候，我们可以感到安全。我们需要有不同的归属的感情。如果我们不这样做，当它出错的时候，我们会发现它的表现形式可能是致命的，而这就是当今困扰着全球文化的一部分问题，承诺往往不可能产生归属感。

所以每个人都需要治疗吗？我的答案是说不用。但是，治疗观念会进入社会话语吗？我的答案是：是的。我们不会也不可能完全了解自己。这是一种保护我们免受伤害和感到无助的自负。大多数人所做的事情以及如何去做都是出于无意识的。治疗观念不能使我们完全清醒，但它们可以使我们不那么傲慢，使我们更谦卑更大度地面对人类的意义和生活的意义。

　　就像文学一样，精神分析通过挖掘个体的特殊性揭示了人类经验的共性。个体想象和投射的方式，个体解读和误解的方式，在我们内心斗争的时候对我们说话。一个高度个人化和具体的故事展现了人类共同的主题。

　　当我们对什么驱动他们的行为进行解读时，我们发现人类寻找的是安全的依恋关系和认同感，以及探索什么会导致他们的这种寻找发生偏离。我们知道这一点，这就是为什么我们在电影院看到情侣最终走到一起的时候会哭。我们理解那种归属感；我们感觉得到那种归属感；我们可能很渴望那种归属感。窥一斑而知全豹。心理治疗也是如此。每一个故事告诉我们关于某个人或者某对夫妻的事，同时也告诉我们关于我们自己的事。我们想了解别人的挣扎，因为我们想要更深入地了解我们自己。

# 附录: 关于广播节目的制作

撰写临床工作记录以及治疗室的真实场景其实是与咨询关系的保密性相违背的。我们几乎不能透露真实诊疗的文字记录。我尝试解决这一问题, 于是邀请演员进行表演, 来给大家呈现诊疗室谈话的场景, 体会期间发生的事情。

我制作节目的目标是尽可能接近咨询室的体验, 由此诞生了这本书。在我以前的书中——《肥胖是女权问题》《了解女人》《女人到底要什么》《苦忧参半的人生》《身体》, 我写了我所发现的有关渴望、冲突和困惑的方面, 并使用小插图来描述治疗的过程, 并使其理论化, 这些理论包括路易丝·爱森堡和我正在研究的理论。

在《不可能的性》中, 我写了一组虚构的案例, 从我自己虚构的版本的角度来讲述。我想表达的是治疗师在遇到棘手的问题, 以及受到挑战的时候运用到的工作技能, 同时还要思考和感受病人所处的困境。制片人凯文·道森读了这本书, 并把它投给了英国广播公司, 他们为我们制作了有关治疗过程的一系列节目, 每集 15 分钟。我不想写剧本, 因为剧本不能说明治疗是如何进行的。我最近在一个由伊恩·瑞克森导演的华莱士·肖恩的剧中, 和演员一起做了几次小型的心理治疗。他们早些时候在铸铁广播 ( Cast Iron Radio ) 节目中与凯特·布兰进行了一系列治疗。他们在没有放弃治疗惯例的情况下, 将治疗从咨询室移出。我知道伊恩在指导演员方面的天赋 ( 我们曾一起在排练室工作, 那时他在做新作品 ), 我希望他能够选择演员筹备一个系列, 在剧中, 他们扮演我治疗的对象。

剧目里的台词传达了咨询室的氛围。剧本中的文字都不是咨询室的真实文字记录。它反映了咨询双方想要传递的信息：来寻求治疗的"患者"们都希望通过诉说他们的痛苦，困惑和问题来获取理解和宽慰。

我们三个人凑到一起，对于我们所有的人来说都是第一次。凯文对治疗几乎一无所知，但他知道如何制作，伊恩可以选择那些擅长临时发挥的演员，而我则必须尽可能地"演"得真实，假装认识来我的治疗室和我谈话的人。

那些听过这个广播节目的人都认为，我仔细地为这些人物拟定了一份清单。不是这样的。那对我来说是不真实的。人们的实际反应总是比按剧本来演出更让人吃惊和层次丰富，而展开事实是治疗师们最大的乐趣之一。我们见面的时候，我对凯文和伊恩的建议非常少。我说我想看到一对夫妇，他们遭遇的困难可能与他们父母关系的模式有关。我建议他去找几个演员，扮演的角色如下：一个很早就移民的40多岁的女人；一个第二次婚姻破裂并为此感到绝望的60岁的工会会员；一个看起来拥有一切但是却感觉自己一无所有的30岁左右的年轻女人。第一次治疗的对象是工作生活方面失败的人。

在这些的基础上，不做什么特殊的选择，除了给出治疗师工作时间的范围之外（虽然比一周的工作少了许多内容），凯文和伊恩给出了一个背景故事。我知道，无论他们编出的故事是什么样子，都没有问题，因为小说虽然比普通生活的实际范围窄小，但却比非小说中的简单叙述更能展现生活。因此我并不担心真实性。我知道这是可能的，而且是可行的。

每一个角色只有三句约定好的句子，伊恩与演员们密切合作，充分展现和发展这些人物。我不愿意使用那些在广播中声音为人所知的演员，因为我不想把听众的注意力从治疗过程中转移开。当扮演露易丝的莉斯·怀特走进来表演一对夫妇那段治疗案例的时候，我感觉好像有点认识她。后来，我意识到她就是前天晚上的电视剧《呼叫助产士》里那个生孩子的女人。扮演约翰的彼得·怀特是一名表演经验丰富的演员，我看过几次他在舞台上的演出，但是对于一个需要自由发挥的角色，跟舞台表演不一样，因为舞台表演是有剧本的。扮演哈丽特的诺玛·杜梅兹温尼当时还没有出演《哈利·波特》，而扮演海伦的诺柯·柯比还没有出演《王冠》中的玛格丽特公主。扮演理查德的纳特·马尔泰洛·怀特和扮演乔的西尼德·马修斯，也在舞台表演中取得了很高的成就，还有扮演查理斯的西蒙·谢博德和扮演娜塔莉的维森特·鲁宾逊，这些人可能对于那些不怎么收听广播节目的观众来说，并不熟悉。也许我们电台唯一的例外是安娜·卡德·马歇尔，她的声音很多人都知道。所有的人都是优秀的演员，但不是那么赫赫有名，所以观众会把注意力集中在他们扮演的角色上。

　　录音的设置干净而简洁。但是从录音师加雷思·艾尔斯的角度来看，也许并非如此。我戴着一个不显眼的无线佩带式话筒，我的"病人"也是如此。我们在我的治疗室里录音，我和往常一样坐在同一张椅子上；离这里两个房间远的地方，加雷思临时扩建了一个录音棚。凯文想要确保声音足够好，能够分辨出呼吸、叹息、眼泪或其他任何地方的细微差别。

　　治疗开始前，当这位演员带上麦克风，在伊恩的指导下在当地的一家"尼路"咖啡馆做最后准备工作时，我和凯文则在谈论那个时候谁会来见我。我努力让自己熟悉他们的背景故事，关于背景的这段话是伊恩给我的。

　　门铃响了，有人走上楼梯。我问候了他们并对他们的到来表示欢迎。房间里有两张很大的米色真皮椅子，一个棕色的皮沙发，上面铺着蓝色的坐垫，一块蓝色的高加索地毯，旁边是一个大窗户，可以俯瞰花园，还有很多很多书。

他们坐在沙发上说话，或者不说话，跟任何一次治疗的情况一样。然后在开始了大约 20 分钟或者 25 分钟的样子，半个疗程的时间，我就结束。我们都走出治疗室进入临时的工作室，在那里，伊恩、凯文和加雷思都正襟危坐。

我们汇报情况，然后演员离开了，我们接着录下一次治疗。

后来，我们听录音，并制订出剪辑的方法，在保证 15 分钟播出时间的前提条件下，保留治疗过程的完整性，包括停顿，所以我们会进行更精细的剪辑和旁白。录制治疗过程和录制娱乐节目不一样，我们还是会吸收小型广播剧或连续剧的惯用手法。它可以热烈得引爆现场，但它也可以进行得缓慢而艰难，甚至听起来语无伦次。我们想保持所有这些感觉，我相信我们做到了。治疗过程也具有戏剧性。我们在治疗室里制作了不同的模式和关联。有时会出现某个令人吃惊的解说，它会让电台的听众感到兴奋，因为它出人意料地改变了人们的感觉和感知事物的方向。同样地，收听治疗节目成为一种不同寻常的广播形式。个人在寻找她或他想说的话，需要做的模式或者需要释放的情感。它不是整洁有序的，也不遵循直截了当的叙述。在任何一段给定的治疗中，顿悟有可能发生，但是有时候治疗师的工作就是坐下来倾听和吸收，让自己随时回应治疗对象发出的信息。它可以是反戏剧的。节目剪切的重点是忠实于治疗的过程。

我还没有在这个系列的节目中展示当误解发生时会发生什么，当然误解是不可避免的。治疗有时会产生误解，当这种情况发生时，治疗师会试着解决它。

我们涉及的治疗关系有点像实验室中的关系。当治疗师和客户之间出了差错，或者误解了对方的话语或意图时，这就成为了治疗工作的一部分。我们把这一过程称为"行动化"。在治疗过程中，我们遇到过几个这样的例子，最明显的一次是在乔的第一次治疗中。接下来的问题是如何在节目中保留足够的"行动化"，这样听众就能理解治疗师是如何处理的。

从初步剪辑开始，我们走进工作室，制作了一系列解释性的旁白。凯文想要在治疗室和工作室之外录制旁白，为的是创造一个不同的音乐背景。这些都是以对话的方式进行然后拼接进去的。伊恩的才能则体现在指导演员这方面，但这样做的时候，他当然不得不考虑如何指导我，且不刻意地表现出来。因为我不是演员。后来在谈到这件事时，他说他这样做是通过增加一些棘手的问题，让我能即兴表现一些东西，这样我的状态就会提升。就这样，他为我创造了一些需要我回应的心理上的小难题。

尽管用到了一些手段，这些小型治疗过程还是展示了治疗室的味道和感觉。我们三个人和每位演员都找到了一种方法，模仿广播节目的结尾方式，给人以审美上的享受。

# 致谢

我的感谢：

给西尼德·马修斯、诺柯·柯比、诺玛·杜梅兹温尼、彼得·怀特、莉斯·怀特、纳特·马尔泰洛·怀特、安娜·卡德·马歇尔、维森特·罗宾逊和西蒙·谢博德，感谢这些优秀的演员。

给伊恩·瑞克森和凯文·道森，和你们一起工作很愉快。给加雷思·艾尔斯，你的录音做得太棒了。

给古娟·维堡、卢斯·艾肯鲍姆、布莱特·卡尔、卡罗琳·斯特、莎莉·贝瑞、简·哈柏林、吉莉安·斯洛沃、卡米拉·沙姆西、希恩·帕特南和芭芭拉·奈特尔顿。

还有彭尼·丹尼尔和安德鲁·富兰克林，我可爱又非常能干的编辑和出版商。